AF473368

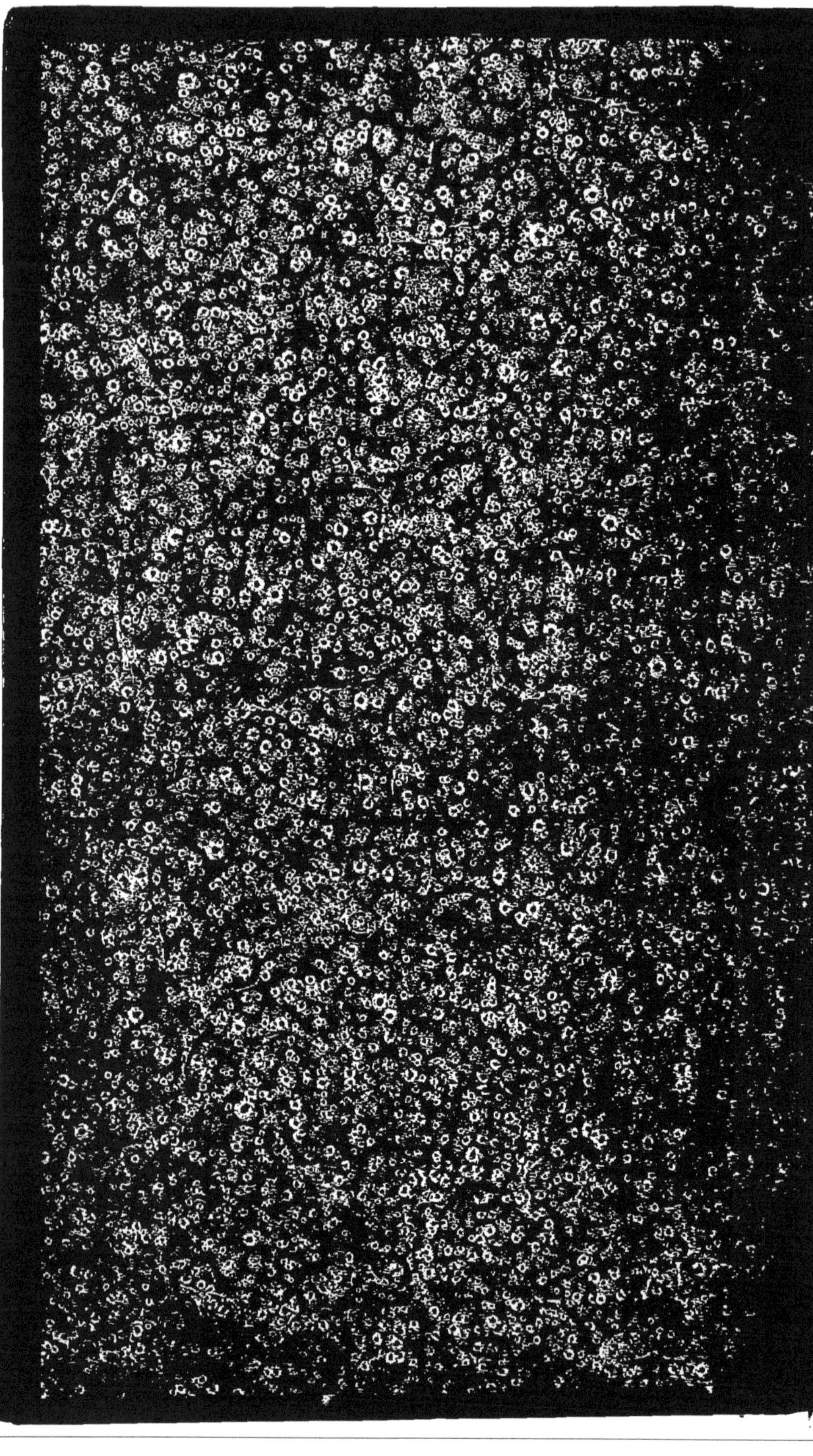

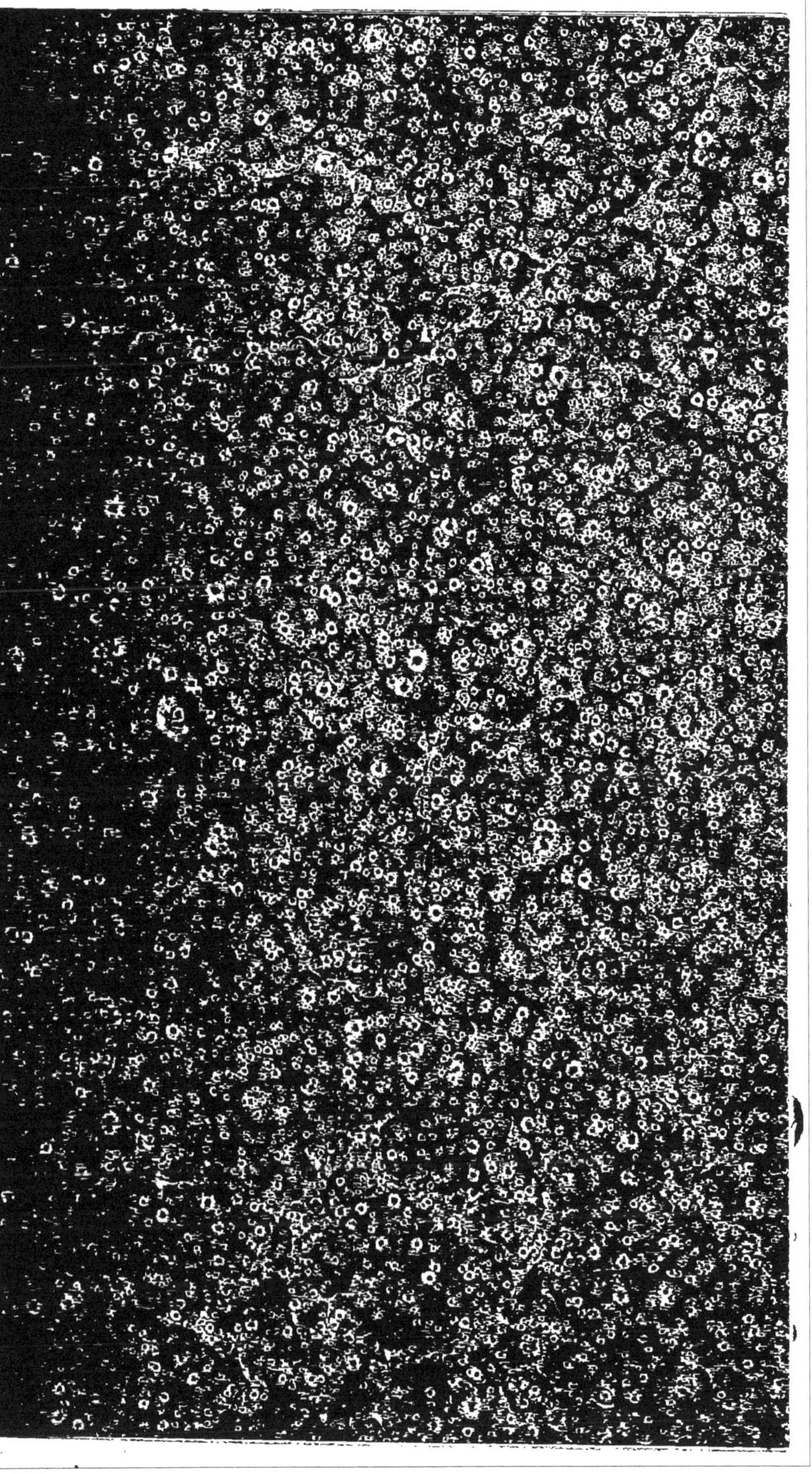

HYGIÈNE COMPLÈTE

DES CHEVEUX.

CHEZ CODANT,

RUE DE L'ANCIENNE COMÉDIE, 27.

Pommade trikophile (Amie des cheveux) 75 c.

Pommade trikogène (Régénérant les cheveux) 2 francs.

Pommade mélanogène (Régénérant la couleur noire des cheveux) 2 francs.

Eau mélanogène *id.* 1 franc.

Pommade souveraine contre la chute des cheveux 2 francs.

Savon liquide pour dégraisser les cheveux 1 franc.

Crême neige pour assouplir la barbe et prévenir l'irritation qu'occasionne le rasoir. Cette crême, dont on peut se servir comme pommade, donne à la barbe et aux cheveux un brillant semblable à celui du vernis. Prix : 1 franc.

Imprimerie LACOUR, r. S.-Hyacinthe-S.-M., 33, r. Soufflot, 11

HYGIÈNE COMPLÈTE

DES CHEVEUX

ET DE LA BARBE

CONTENANT

l'histoire physiologique et pathologique du système pileux,

et les moyens de préservation et de guérison de toutes les maladies de ce système.

MÉLANOGÉNÉSIE,

art de colorer intérieurement en noir les cheveux blancs et roux, au moyen d'un liquide absorbé par leurs racines.

TRIKOGÉNIE,

la régénération des cheveux sur les têtes les plus chauves par une méthode aussi simple que facile.

RÉSUMÉ DES MODES

et vicissitudes politiques des cheveux et de la barbe.

PAR A. DEBAY.

PARIS,

MOQUET, LIBRAIRE,

RUE SAINT-JACQUES, 171, PRÈS LE PANTHÉON.

1849

CHAPITRE I.

Historique de la chevelure.

Les peuples de l'antiquité, plus raisonnables que les modernes, sous plusieurs rapports, regardaient la barbe et les cheveux, non seulement comme ornement naturel du crâne et de la face, mais encore comme indispensables à l'hygiène des divers organes que présente la tête ; aussi veillaient-ils à leur conservation, et n'en retranchaient-ils que l'excès devenu incommode.

Les Grecs, les Romains se montrèrent toujours fort recherchés dans leurs cheveux ; les femmes grecques surtout en firent l'objet de soins minutieux, incessants ; et passèrent, aux yeux de l'ancien monde, comme les plus habiles dans l'art de la coiffure. Les Aspasie, les Laïs, les Cléopâtre, les Poppée, ces beautés si célèbres, dûrent, en partie, l'admiration qu'elles inspirèrent, à leurs beaux cheveux et à l'art de composer de charmantes coiffures. L'histoire nous apprend que les jeunes fashionables de ces lointaines époques aimaient à paraître en public avec une chevelure retombant sur les épaules en boucles embaumées. Les guerriers même, depuis le capitaine jusqu'au soldat, ne dédaignaient pas d'employer les heures de loisir à soigner leur chevelure. On sait que les Spartiates, aux Thermopyles, se peignèrent avant le combat.

Les Germains, les Gaulois et les Francs soignaient scrupuleusement leur chevelure; chez eux sa longueur était une marque de distinction et de liberté. César, après avoir asservi les Gaules, fit couper les cheveux à ses habitants, afin qu'ils eussent toujours devant les yeux le signe commémorateur de ses victoires.

Dans les premiers temps de notre monarchie, les Francs se choisissaient des rois parmi les princes aux plus longs cheveux; Clodion, si remarquable sous ce rapport, mérita le surnom de *chevelu*. Gondebaud, qui se prétendait fils de Clothaire, ne produisait d'autre titre à la couronne, que ses longs cheveux, et Clothaire ne trouva pas de preuve plus éclatante, pour le renier, que de lui faire raser les cheveux. Ce fut à son immense chevelure qu'un pêcheur reconnut le cadavre du fils de Chilpéric, que Frédégonde avait fait précipiter dans la Marne. Ce fut encore à la longueur et à l'épaisseur de ses cheveux que les Bourguignons reconnurent Clodomir parmi leurs prisonniers. La mode subsista longtemps de tondre les rois déchus ou vaincus. Les princes royaux, qui renonçaient à leurs prétentions à la couronne étaient tondus, de même que les rois qui du trône tombaient au fond d'un cloître.

Sous Charles le Chauve, une réforme eut lieu dans la chevelure. Pour plaire à ce roi très peu favorisé du côté des cheveux, ainsi que l'annonce l'épithète ajoutée à son nom, les courtisans instituèrent la mode des cheveux courts, et l'imposèrent au pays.

Sous la troisième race, les cheveux longs reparurent; mais François Ier ayant reçu une blessure à la tête, dans une folle partie de plaisir, on fut forcé de lui raser les cheveux ; alors les courtisans se firent tondre, et les cheveux courts redevinrent de mode obligée. Cet état de choses dura jusqu'à l'époque où les perruques envahirent le monde civilisé. Nous n'entreprendrons pas de faire ici l'histoire des perruques ; de plus érudits que nous se sont acquittés de cette tâche, et le nombre des historiographes des perruques est trop considérable pour que nous voulions y ajouter un nom de plus. Il nous suffira de dire que, d'après les longues et laborieuses recherches de J.-B. Thiers, la perruque pourrait bien remonter jusqu'au père Adam. Elle était en usage chez les Chaldéens, les Assyriens, les Égyptiens et les Hébreux. Plusieurs passages de l'histoire ancienne prouveraient que les princes et princesses avaient recours au bienfait des perruques, lorsque l'âge ou les maladies avaient dépouillé leurs têtes. Un verset de l'écriture annoncerait même que le prophète Jérémie et les vieilles coquettes de Sion cachaient sous une perruque les outrages du temps. Ce que l'on ne saurait contredire, c'est que la perruque était parfaitement connue des Grecs et des Romains, la calvitie ayant chez eux, quelque chose de honteux, toutes les têtes chauves se cachaient sous une perruque. Il paraîtrait même que la mode s'empara des perruques, et en répandit l'usage dans tous les rangs de la société; car plusieurs pères de l'Eglise s'élevèrent énergiquement contre elle. Clément d'Alexandrie tonna contre les perruquiers et les femmes qui chargeaient leur tête d'ornements et de cheveux postiches; mais il fit l'éloge des belles chevelures naturelles. L'ardent Tertullien fulmina contre les personnes qui portaient une chevelure mensongère. S. Cyprien anathématisa tous ceux et celles qui se faisaient teindre ou friser les cheveux, et qui portaient de faux toupets. La perruque résista à toutes ces fulminations, à tous ces anathèmes lancés contre elle, et sortit victorieuse de la guerre acharnée qu'on ne cessa de lui faire.

Mais si, dans l'antiquité, la perruque ne fut mise en usage que par les comédiens sur le théâtre, ou par les têtes chauves pour cacher leur infirmité, il n'en fut pas de même au dix-septième siècle; les gens de cour, les élégants, hommes, femmes, et jeunes filles, tous s'affublèrent de perruques, et de Paris la contagion gagna les états voisins, se propagea dans l'Europe entière. Le règne de Louis XIII vit le commencement de cette contagion; sous celui de Louis XIV, on porta des perruques monstrueuses, effrayantes, disposées par étages et d'une hauteur égalant le tiers de la taille d'un homme. Le coiffeur *Binette*, célèbre dans l'art de fabriquer les perruques, devint un personnage important; il eut ses équipages et ses valets de pied. On dit que Louis XIV avait une telle confiance dans l'effet imposant des perruques hautes et ruisselantes, qu'il ne quittait jamais la sienne devant personne, pas même devant son valet de chambre, parce que, selon M. de Levis, le roi pensait que sa tête, sans perruque, n'avait plus autant de majesté.

A l'exemple de leur maître et roi, les seigneurs courtisans et hauts fonctionnaires, s'affublèrent d'énormes binettes. Les médecins, magistrats, professeurs et gens de lettres s'imaginant qu'une binette donnait au visage une certaine dignité, imitèrent les seigneurs. Dès lors toute la France fut emperruquée, et la croyance s'établit partout que plus une binette était vaste et monstrueuse, plus le respect du peuple était grand pour celui qui la portait. Le règne de Louis XIV, si remarquable à tant d'égards, le fut également par ses énormes perruques.

Au temps de cette mode bizarre, jeunes et vieux se soumettaient aveuglément à son tyrannique empire, l'impitoyable perruque couvrait les plus jolies têtes, cachait les plus beaux cheveux, et, malgré les migraines, le prurit incommode qu'occasionnait la perruque, malgré les tintements d'oreilles, les éblouissements, les vertiges, l'apoplexie même, il fallait la porter sous peine de ridicule ou de disgrace. D'après les relevés de ces temps, on voit que les cheveux furent portés à un prix énorme; ils se vendaient, selon leur beauté, depuis un écu jusqu'à trente écus l'once. Ce commerce devint une ressource fiscale et fut sujet comme aujourd'hui les tabacs, à des taxes qui rapportèrent d'assez beaux revenus au trésor.

Sous la minorité de Louis XV, le Régent, ami des fêtes et des plaisirs, abolit les perruques énormes de l'ancienne cour et leur en substitua d'autres de dimension plus raisonnable, mais tout aussi ridicules par l'épaisse couche de poudre blanche qui masquait la couleur des cheveux. Les énormes frisures ruisselant en anneaux sur les épaules furent remplacées par des ailes de pigeon ; le derrière de la perruque donna naissance à une queue mince ou à un gros catogan tout poudré, tout enfariné, se promenant d'une épaule à l'autre, au moindre mouvement de tête. La queue ornée de coquets nœuds de rubans, la queue jouit de grands privilèges. Le gentilhomme eût regardé comme une grave offense la moindre plaisanterie sur sa queue, et le grave magistrat, dont le visage sévère ne s'épanouissait pas même aux minauderies d'une épouse, ne pouvait s'empêcher de sourire d'aise, lorsqu'on le complimentait sur la magnificence de sa queue.

Cependant, les jeunes élégants du règne de Louis XV, fatigués de porter sur leur tête des cheveux étrangers, eurent le bon sens d'abandonner la perruque, mais ils n'eurent pas la force de s'affranchir de la poudre blanche et continuèrent à se faire coiffer et enfariner, selon la mode imposée par les prétentieux de 50 ans, qui cachaient sous la poudre leurs cheveux grisonnants. C'était fort drôle, en vérité, de voir les moustaches noires des gentilshommes contraster avec la blancheur de leur cheveux, et le frais, le gracieux minois des jeunes femmes être encadré par une coiffure poudrée à blanc! O puissance de la mode, qui te résisterait!...

Vint la grande époque de 93; la perruque et la poudre blanche disparurent complétement devant elle; à l'exception de quelques vieux esclaves de l'ordre ancien, qui gardèrent leur queue et leurs ailes de pigeon avec une opiniâtreté inouie, tous les Français adoptèrent la mode républicaine, c'est-à-dire, les cheveux de moyenne longueur avec leur couleur naturelle. Sous l'empire, les troupes furent tondues, et la mode dite à la *Titus* prévalut. 1830 opéra aussi des changements dans la coiffure et la barbe. La paix, la liberté en multiplièrent les modifications. Enfin, aujourd'hui les cheveux taillés, selon des modes plus ou moins élégantes, laissent admirer les reflets chatoyants de leur couleur naturelle; il n'y a plus que les gens chauves par maladie et les vieillards qui portent perruque pour préserver leur chef des intempéries des saisons.

Ici se termine la notice historique sur les différentes modes auxquelles furent assujétis les cheveux. Les lecteurs qui désireraient connaître à fond l'histoire des perruques devront lire l'ouvrage de Nicolaï de Berlin. Cet ouvrage, moitié sérieux moitié plaisant, est plein de recherches et d'érudition ; on y trouve l'analyse des vingt-deux auteurs tant laïques qu'écclésiastiques dont la verve s'est exercée sur les perruques.

Notre sujet, plus sérieux maintenant, sera la physiologie du système pileux, sa pathologie ou les diverses maladies qu'il peut offrir, leur traitement le plus rationnel, et nous aurons atteint notre but, si nous avons pu donner aux grisonnants le secret de renoirçir, et aux chauves les moyens efficaces de régénérer, sur leur tête, les cheveux qu'ils ont perdus.

CHAPITRE II.

Anatomie. — Physiologie des cheveux et des poils. — Forme, couleur. — Usage, etc.

Le système pileux est depuis long-temps l'objet de recherches physiologiques et chimiques d'un haut intérêt pour l'hygiène. Un grand nombre de savants (1) se sont livrés à des travaux fort minutieux pour compléter l'histoire naturelle des che-

(1) Voir les ouvrages de Ruysch, Leuwenhoeck, Malpighi, Hoock, Rudolphi, Zeis, Fontana, Meckel, Eschricht, Ledermüller, Bichat, Achard, Chiaje, Valentin, Grellier, Weber, Meyer, Cuvier, John, Witop, Eble, Krause, Gurlt, Kaauv, Lauth, Vauquelin, Gauthier, Hunter, Muller, Heusinger, Simon, Berres, Dutrochet, Breschet, Burdach, Raspail, Berzélius, Henle, etc., auteurs qui se sont occupés d'une manière spéciale du système pileux.

veux, qui laisse encore à désirer. Ces travaux peuvent se résumer ainsi :

Les cheveux, de même que les poils et la barbe, naissent dans la portion profonde de la peau, et viennent croître à sa surface. Les premiers vestiges du poil s'annoncent par l'apparition de petites taches pigmentaires. Lorsqu'on écrase, entre deux plaques de verre, la matière qui compose ces taches, on aperçoit, à l'aide d'un bon microscope, un petit sac déchiré, et dans son milieu le rudiment du poil ou du cheveu.

Parcourant, à notre tour, la route tracée par nos maîtres, nous avons suivi, armé du microscope, le mystérieux travail de la nature dans la formation et la végétation du cheveu, et voici le résultat de nos observations.

Composition du poil. — Le poil se compose de trois parties distinctes : Le follicule ou petit sac à deux ouvertures, le bulbe ou pulpe, vulgairement appelé racine, et la tige ou poil proprement dit.

Follicule. — Dans la couche profonde de la peau, sur une base garnie de vaisseaux et de nerfs, s'organise un petit sac, (le follicule), qui se remplit d'une humeur que beaucoup de physiologistes regardent comme appartenant à la concrétion pigmentaire de la peau. Au milieu de cette humeur se trouve une granulation conique (le bulbe), de laquelle doit sortir la tige du poil. Le fond du follicule est percé d'un petit trou par lequel entrent les nerfs et vaisseaux qui apportent au bulbe les sucs nourriciers; le sommet du follicule est également percé d'un petit trou pour laisser passer la tige.

Bulbe. — Le bulbe ou pulpe du poil est entièrement libre dans le follicule, de telle sorte qu'on peut l'arracher sans endommager celui-ci; on ne saurait mieux comparer le bulbe qu'à un ognon de jacinthe contenu dans un globe de verre à deux ouvertures, dont l'inférieure livrerait passage aux radicules de l'ognon, et la supérieure donnerait issue à la tige. Cet isolement du bulbe et du follicule est une circonstance fort importante; nous verrons tout-à-l'heure que le cheveu qui tombe ou qui est arraché avec son bulbe n'implique pas l'impossibilité d'une régénération, et que partout où le follicule existe, on peut espérer voir sortir un nouveau cheveu.

Tige. — La tige du poil ou du cheveu se compose : 1° d'une enveloppe extérieure ou corticale de nature cornée, très mince et transparente ; 2° d'une matière huileuse ou médullaire (moelle) offrant, selon les individus, diverses teintes, d'où dépendent la couleur et les diverses nuances de couleur des cheveux. Vue sous un fort grossissement, la substance corticale présente des fibres longitudinales et des stries circulaires, dont Berres a donné le dessin ; ces dernières ne sont que des fissures de la substance corticale elle-même.

Formation du poil. — L'expérience suivante, faite sur certains animaux à peau transparente, nous a semblé donner une idée assez exacte de la formation du cheveu :

Un poil étant arraché avec son bulbe, mais sans que le follicule soit intéressé, et la peau de l'animal étant placée devant une vive lumière, on aperçoit au bout de quelques minutes, l'intérieur du sac folliculeux se remplir d'une humeur épaisse et rougeâtre. Douze heures après, un petit point brun se dessine au milieu de cette tumeur ; douze heures plus tard, la couleur brune du point devient plus foncée, et, vers le troisième jour, paraît presque noire. Ce point est le rudiment du nouveau poil ; au cinquième jour, le poil a acquis deux millimètres de longueur. Plusieurs physiologistes ont émis l'opinion que l'humeur dont se remplit le sac folliculeux, et qui donne naissance à la pulpe du poil, n'est autre chose que du pigment subissant une modification dans le follicule. Une circonstance qui vient corroborer cette opinion, c'est qu'en général, les taches de naissance, de couleur brune, sont couvertes de poils.

Croissance du poil. — Le point noirâtre ou la granulation pigmentaire qui vient de se former, est poussée en haut par une deuxième granulation qui s'organise ; une troisième pousse la deuxième, et successivement chaque granulation pousse sa voisine ; ainsi s'opère la croissance du poil et du cheveu.

Pendant ce travail microscopique intérieur, un autre phénomène se passe : à mesure que les granulations pigmentaires se poussent de bas en haut, elles s'organisent en petites cellules dans lesquelles est contenue une matière huileuse de la consistance du miel ; c'est la moelle du poil. A peine le poil a-t-il percé la peau, que la surface extérieure des cellules se métamorphose, probablement par le contact de l'air, en fibres corticales formant l'enveloppe extérieure de la tige du poil ou du cheveu.

N'oublions pas de dire qu'à sa sortie du sac folliculeux, le poil marche obliquement dans la peau, soulève l'épiderme, le perfore, et continue sa croissance en liberté. La portion d'épiderme soulevée reste encore attachée à la base du poil, surtout à celle du cheveu, puis s'exfolie et tombe en petites pellicules blanchâtres, pulvérulentes. Nous ajouterons que les granulations pigmentaires qui composent la moelle du poil ne remplissent pas toujours exactement le canal médullaire; on voit souvent, en regardant un cheveu à la lumière, des intervalles où la moelle manque; à ces endroits, la couleur des cheveux est beaucoup plus claire et la cassure plus facile.

Pour rendre plus claire et mettre à la portée des gens du monde cette description physiologique, nous la résumerons en ces quelques lignes :

Le sac folliculeux est l'organe générateur du poil, en général; le bulbe reçoit du tissu auquel il adhère par sa racine, des sucs qu'il verse dans le canal de la tige; de nouveaux sucs, arrivant incessamment, poussent les anciens, et le poil s'allonge ainsi, de bas en haut, jusqu'à ce qu'il ait atteint toute sa croissance; arrivé à ce terme, il reste plus ou moins longtemps stationnaire, puis il tombe pour être remplacé par un autre, si, bien entendu, le sac folliculaire n'a pas été endommagé ou détruit.

Les expériences par arrachement, qui nous ont conduit à découvrir la mystérieuse formation du poil, sont une preuve convaincante de la faculté régénératrice du follicule; une autre preuve à donner de la régénération du poil après son avulsion, est l'exemple fourni chaque jour par les individus qui s'arrachent continuellement les poils de certaines parties du corps, sans pouvoir les détruire. Je connais bon nombre de personnes qui, pendant plus de dix ans, se sont arraché les poils de l'entre-sourcil, de la lèvre supérieure, de l'oreille, du nez, etc..., et loin d'obtenir le succès désiré, ont toujours vu repousser les poils incommodes dont elles voulaient se débarrasser.

Quant au canal médullaire du cheveu, certaines maladies de ces organes en démontrent positivement l'existence, la *plique* par exemple. Dans cette affection, la tige du cheveu se gonfle et se gorge de sucs, à tel point, que les cheveux étant coupés, il en suinte un liquide jaunâtre et quelquefois sanguinolent.

On a observé que plus la racine des cheveux est profonde, plus leur tige est longue ; en d'autres termes : la longueur de la tige est en raison directe de la profondeur de sa racine. Le plus souvent, la racine des poils est logée dans l'épaisseur de la peau, mais il existe des poils qui jettent leurs racines dans le tissu cellulaire sous-cutané et même dans la substance du cartilage, comme cela arrive aux paupières, au nez, aux oreilles, etc..., c'est cette circonstance, qui rend si dangereux l'arrachement des poils du nez.

A l'exception des paupières, de la plante des pieds, de la paume des mains, des dernières phalanges des doigts et de quelques autres régions, toute la surface du corps est couverte de poils, les uns longs et vigoureux, les autres, à l'état de follets et peu apparents.

Matière qui compose les poils. — Le savant Vauquelin soumit le premier les cheveux à l'analyse chimique, et obtint les résultats suivants :

1° — Une substance animale analogue au mucus ;

2° — Une quantité plus ou moins grande d'huile épaisse.

3° — Du phosphate et du carbonate de chaux.

4° — De l'oxydo de manganèse ;

5° — Du fer oxydé et sulfuré ;

6° — Une certaine quantité de silice.

7° — Enfin, une quantité plus considérable de soufre.

D'après le même chimiste, l'huile épaisse qui entre dans la composition de la moelle des cheveux offre diverses teintes d'où dépend leur couleur ; ainsi :

Dans les cheveux noirs, l'huile est verdâtre.

Dans les blonds,——— jaune clair ou foncé.

Dans les roux,————rougeâtre.

Dans les blancs, l'huile est incolore.

Les nuances qui existent dans chacune de ces quatre couleurs fondamentales, dépendent des teintes plus ou moins claires, plus ou moins foncées de l'huile pileuse.

L'analyse fit encore connaître à Vauquelin que :

La couleur verdâtre de la moelle des cheveux noirs était due à la présence du fer sulfuré et du manganèse ;

La moelle des cheveux blonds contenait moins de fer et plus de soufre ;

La moelle des cheveux roux contenait une quantité considérable d'oxyde de fer et très peu de soufre ;

Enfin, la décoloration de l'huile des cheveux blancs dépendait de l'absence des particules ferrugineuses. Nous verrons plus loin qu'il sera possible, d'après ces données chimiques, de recolorer les cheveux devenus blancs par suite de maladie.

Considérés sous le double point de vue de l'ornement et de l'utilité, les cheveux s'offrent comme indispensables à la tête : une longue et soyeuse chevelure fut toujours regardée comme une des beautés du corps. Mauvais conducteurs du calorique, les cheveux forment au crâne un abri contre le froid et le chaud ; ils le protègent contre les percussions qui pourraient porter atteinte à son intégrité.

Les femmes possèdent généralement des cheveux plus longs et plus fins que les hommes. Une belle chevelure doit arriver jusqu'au bassin ; lorsqu'elle atteint le mollet, elle est réputée magnifique. Si les femmes conservent plus longtemps leurs cheveux que les hommes, c'est parce qu'elles les entretiennent beaucoup mieux, et en font l'objet de soins incessants.

Quelques cas de calvitie offerts, de temps à autre, par des savants, avaient accrédité l'erreur que les hommes livrés aux travaux d'esprit perdaient de bonne heure leurs cheveux ; il paraîtrait, au contraire, d'après les observations générales, sauf les exceptions, que les hommes qui exercent continuellement les organes de l'intelligence, possèdent une épaisse et forte chevelure. La raison de cette vitalité du bulbe pileux se trouve naturellement dans l'activité des fonctions physiologiques du cerveau. En effet, le travail soutenu de l'esprit développe, hâte la circulation cérébrale, et amène dans le cuir chevelu une grande quantité de fluides qui fournissent aux bulbes pileux une abondante nutrition. Si nous voulions prendre des exemples dans l'antiquité, nous citerions, comme très remarquables par leur barbe et leur chevelure, Pythagore, Moïse, Platon, Phydias, Aristote, Esculape, Hippocrate et une foule d'hommes célèbres dans les arts et les sciences; mais nous bornant à nommer quelques-uns de nos savants contemporains et de nos célébrités politiques et littéraires, nous prendrons, pour exemples, les têtes de MM. Arago, —Duméril, — Talleyrand, — Châteaubriant, — Beethoven, —Georges-Sand, —Thoré,—Hippolite Lucas, —Louis Desnoyers,—Théophile-Gauthier, — J.-Janin, — Alex. Dumas, etc..., et si l'on objectait que l'histoire ancienne et moderne nous montre beaucoup de grands hommes avec une tête presque chauve, on pourrait répondre que la plupart d'entre eux ont perdu leurs cheveux fort tard et par suite de l'âge; d'autres les ont vus tomber pendant ou après une maladie; d'autres enfin sont devenus chauves avant l'âge pour s'être livrés avec trop d'ardeur, pendant leur jeunesse, aux plaisirs des sens; car les excès sensuels retentissent tout particulièrement sur le système pileux.

Les climats ont une influence marquée sur la couleur des cheveux, sur leur finesse et leur longueur. Chez les peuples du nord, la couleur blonde domine, la noire chez ceux du midi, dans les régions tempérées, ils revêtent des teintes intermédiaires. Leur forme et leur couleur servent encore à distinguer les différentes races humaines et le tempérament propre à chaque individu. L'on a observé, en outre, que la finesse des cheveux était en raison de la couleur : ainsi, les cheveux noirs des habitants de la zone torride sont courts, gros et crépus, tandis que les cheveux blonds des septentrionaux sont fins, soyeux et d'une longueur remarquable. De cette observation constante, il résulte que sur deux têtes également bien fournies, l'une blonde l'autre noire, le chiffre des cheveux blonds sera de beaucoup supérieur au chiffre des cheveux noirs. Witop, qui a eu la patience de compter le nombre des cheveux sur plusieurs têtes de nuances diverses, a trouvé les chiffres suivants :

Sur un pouce carré : — 790 cheveux blonds.
— — 608 — chatains.

sur un pouce carré		572	—	noirs.
—	—	493	—	roux.

Ce qui donnerait pour une tête entière :

140,400	cheveux	blonds.
109,440	—	chatains.
102,960	—	noirs.
88,740	—	roux.

CHAPITRE III.

Soins hygiéniques à donner aux cheveux. — Coiffures et coiffeurs.

Les soins réclamés par la chevelure se bornent à maintenir, dans son juste degré d'activité, les fonctions de la peau du crâne qui nourrit le bulbe du cheveu.

L'usage quotidien du peigne et de la brosse favorisent et maintiennent cette activité ; l'on peut avancer, avec raison, que ces deux instruments bien dirigés sont les vrais conservateurs de la chevelure.

Les pommades, les essences, les huiles et tous les corps gras doivent être employés très sobrement par les personnes qui ont les cheveux secs ; celles qui ont les cheveux gras, et dont l'épiderme du crâne fournit, en abondance, ces petites écailles blanchâtres nommées squammes, devront s'abstenir, autant que possible, de toute espèce de corps gras. Pour bien nettoyer leur chevelure et la débarrasser des squammes ou pellicules, elles feront usage de l'une des eaux indiquées dans le chapitre suivant. Le dégraissage opéré, elles laveront leurs cheveux avec une éponge trempée dans de l'eau aromatisée de quelques gouttes d'acoolat de lavande. Après le lavage, la chevelure sera parfaitement épongée à sec, soigneusement essuyée et séchée avec des serviettes chaudes; puis on pratiquera de légères onctions avec une huile ou une pommade fine; le peigne et la brosse lui donneront ensuite cette souplesse et ces reflets chatoyants, que recherchent les jeunes femmes.

Pour les personnes qui se servent de pommades, nous dirons que tous les corps gras assouplissent les cheveux secs et nourrissent le bulbe du cheveu, mais ils l'étouffent, au contraire, lorsqu'ils sont employés en quantité surabondante, comme on meurt d'indigestion, comme une plante est étouffée par l'excès de matières nutritives trop substantielles.

La moelle de bœuf, unie à l'huile d'amandes douces ou d'olives fraîches, les graisses d'oie et de porc, le beurre frais, paraissent mériter la préférence sur tous les corps gras. De toutes les pommades *philocomes*, *trikophiles* ou amies des cheveux, les deux suivantes sont, sans aucun doute, les meilleures.

N° 1.

POMMADE TRIKOPHILE.

Pour fortifier le bulbe et nourrir les cheveux.

Moelle de bœuf ou *axonge fraîche*. 8 onces.

Purifiez la moelle par l'ébullition et la compression ; placez-la dans un vase et incorporez en la battant :

Rhum ou vieille eau de vie. 1 once.

On peut, selon le goût des personnes, masquer l'odeur du rhum par quelques gouttes d'essence de roses, de jasmin, ou autres.

N° 2.

POMMADE TRIKOPHILE.

Plus fortifiante que la précédente.

Moelle de bœuf ou axonge fraîche. 4 onces

Teinture de quinquina. 2 gros.

Huile de roses.	10 gout.
Huile de bergamotte.	10 gout.

Battez et mêlez exactement le tout, de manière à obtenir une pommade sans grumeaux. Cette pommade est préconisée pour la pousse des cheveux ; on lui accorde aussi la vertu de s'opposer à leur chute.

Les divers mucilages, les eaux albumineuses ou gommées, (*Bandoline* en style de coiffeur,) dont on se sert pour lisser les bandeaux et leur faire garder la forme qu'on leur impose, ont l'inconvénient de recouvrir les cheveux d'un enduit qui les encroûte et nuit à leur propreté. Tout simplement un peu d'huile d'amandes douces aromatisée, l'emploi du peigne et de la brosse doivent suffire pour faire prendre aux cheveux des femmes, ordinairement fins et soyeux, le pli qu'on veut leur donner. Cependant les dames dont les cheveux seraient rebelles à ce moyen pourront user de la composition suivante, en remplacement de la bandoline qui n'a pas toujours une bonne odeur.

DEXTRINE ALCOOLISÉE

pour lisser les cheveux.

Eau	2 onces.
Alcool	2 once.
Dextrine	1 once et demie.

Mélangez d'abord l'eau et l'alcool en les agitant, puis, délayez-y la dextrine ; aromatisez ensuite avec quelques gouttes d'essence ou d'amandes amères, et conservez dans des flacons bien bouchés pour l'usage.

Coiffure des femmes. — L'art du coiffeur reconnaît quatre sortes de coiffures principales, dites *en coque,—en torsade,—en nattes et à frisures*. Cette dernière est préjudiciable à la chevelure, lorsqu'elle est pratiquée avec le fer chaud, parceque le fer chaud dessèche les cheveux, les rend friables, altère leur couleur et les prédispose à une chute précoce. On doit donc rejeter ce procédé ou ne l'employer qu'à de longs intervalles et après avoir légèrement graissé les cheveux avec un peu d'huile ou de pommade, pour prévenir le dessèchement. Les femmes qui tiennent à conserver longtemps leur belle chevelure ne doivent se friser qu'au moyen de papillotes.

Le *Crépage* des cheveux est toujours nuisible en ce qu'il emmêle, use, casse les cheveux par les tiraillements qu'ils éprouvent lorsqu'on veut les peigner. Les coiffeurs, avant d'établir les modes, devraient en calculer d'avance les bons et mauvais résultats, et proscrire celles qui doivent être nuisibles aux cheveux.

Dans la coiffure en torsade et en nattes, on recommande avec raison, de ne jamais tordre les mèches trop fortement. Nous avons vu que la croissance des cheveux dépendait uniquement des sucs médullaires dont les molécules nouvelles, sortant du bulbe, repoussaient incessamment les anciennes dans la tige du cheveu. Or, on conçoit que si la compression, opérée sur le cheveu par la torsion, est trop forte, les sucs auront de la peine à monter, et que la vitalité du cheveu en souffrira nécessairement (1).

(1) Dans *l'Hygiène de la beauté*; on trouvera une description fort curieuse de la coiffure et de la toilette des dames grecques et romaines.

Chez MOQUET, éditeur, Passage du Commerce, Cour de Rohan, 3.

Enfin, lorsque le moment est venu de défaire la coiffure, on recommande encore à la femme de procéder à ce travail avec précaution et légèreté, pour ne point tirailler les cheveux ; de les secouer, de les brosser, et de les laisser flotter quelque temps en liberté sur les épaules, avant de procéder à la coiffure de nuit.

L'habitude de se couvrir la tête pendant la nuit est mauvaise, surtout pour les personnes dont le cuir chevelu transpire abondamment. Un réseau à larges mailles, servant à maintenir les cheveux, est la meilleure coiffure de nuit ; non seulement elle est un préservatif des rhumes de cerveau, des maux d'yeux et de gorge, etc... Mais on a observé que les personnes qui ont contracté l'habitude de coucher nu-tête, conservaient plus longtemps leurs cheveux et grisonnaient moins vite que ceux qui font usage du bonnet ou de la coiffe.

En résumé, les soins hygiéniques à donner aux cheveux sont : la propreté, l'aération, la juste mesure des fonctions exhalantes du cuir chevelu, sa soustraction aux extrêmes de chaleur et de froid, à l'action irritante des huiles et pommades rances ou de toutes autres substances de même nature. Le nettoyage complet de la tête au moyen d'une eau savonneuse, alcaline ou du jaune d'œuf, est exigé de temps à autre; l'usage journalier du peigne et de la brosse, la coupe mensuelle de l'extrémité des cheveux, enfin l'abonnement à un coiffeur habile, sont les conditions hygiéniques les plus favorables à la beauté et à la conservation de la chevelure.

Un mot sur les rapports qui doivent exister entre le genre de coiffure et la physionomie. —

Toutes les coiffures ne vont pas à la même tête; chaque physionomie exige une coiffure particulière. Ainsi, la coiffure qui sied à une grosse tête n'ira nullement à une petite tête; le minois chiffonné perdrait de sa gentillesse sous une coiffure sévère; la jeune fille ne doit pas être coiffée comme la matrone, ni Apollon comme Hercule.

Il faut considérer le visage comme un tableau, où les principaux attraits de la beauté ont leur trône; l'encadrement formé par les cheveux doit toujours être en harmonie avec ce tableau. En partant de ce principe, une figure mignonne, à traits fins, doit avoir le front et l'ovale découverts;

des bandeaux simples et légers décrivant sur les tempes une courbe gracieuse, iront se perdre dans les tresses ou torsades de la grecque. C'est ainsi qu'on nous représente la suave figure de Vénus, ce prototype de la beauté féminine. Les têtes à forme délicate devront toujours éviter que l'encadrement des cheveux ou bordure accessoire n'empiète sur le visage ou objet principal. — Les figures à traits saillants et sévères ou à fortes proportions demandent, au contraire, une coiffure volumineuse, de larges nattes et une pluie de boucles et d'anneaux, tombant sur les joues, afin de diminuer la largeur de l'ovale du visage : ici la bordure ou encadrement doit empiéter sur le tableau pour en modérer l'étendue. Du reste, ce que nous venons de dire sur les genres de coiffure n'est qu'un simple avertissement ; les coiffeurs en savent cent fois plus que nous à cet égard ; aussi conseillerons-nous à toutes les femmes qui tiennent à avoir une coiffure en rapport avec leur physionomie, de se confier aux mains de ces artistes, car, de même que la peinture, la coiffure est un art dont les immenses ressources peuvent transformer complétement les physionomies. Nous ne terminerons pas ce chapitre sans leur offrir un tribut d'éloges mérités.

L'adresse vraiment remarquable de certains coiffeurs à se servir du peigne et de la brosse, doit être comptée au nombre des meilleurs philocômes. — La brosse de ces artistes se promène avec légèreté dans tous les sens, et non seulement enlève les pellicules, la poussière et toutes les impuretés qui souillent la chevelure, mais elle lui fait acquérir ce brillant naturel, signe de la santé. — Leurs doigts chargés d'essences entrent doucement dans les cheveux, les oignent d'huile parfumée et leur donnent cette moelleuse souplesse tout-à-fait nécessaire pour qu'ils se prêtent aux diverses formes de coiffure. Leur démêloir laboure mollement la chevelure, la fait tantôt ruisseler en ondulations soyeuses, tantôt en jette les mèches à droite ou à gauche, les ramène en avant ou en arrière et trace sur la peau du crâne des lignes d'une pureté irréprochable. Puis ces mèches, divisées symétriquement, sont roulées en tire-bouchons élastiques ou lissées en bandeaux à reflets chatoyants, on bien encore, tressées en nattes savantes, et avec ces nattes, ils composent des grappes, des guirlandes, d'admirables couronnes! Oui, il faut l'avouer, ce peigne et ces mains qui passent et repassent si délicatement dans les cheveux, font éprouver une sensation qui a ses douceurs, et ensuite le plaisir d'être bien coiffé épanouit les traits du visage et les illumine d'un rayon de joie. — En vérité, un habile coiffeur qui proscrit le fer chaud de son art, doit être regardé comme le conservateur de la chevelure et l'on ne saurait trop souvent lui donner sa tête à soigner.

C'est à vous particulièrement que s'adresse ce conseil, jeunes femmes, car vous le savez mieux que nous, une tête ornée de beaux cheveux et bien coiffée embellit les traits du visage et en amoindrit les défauts.

CHAPITRE IV.

Des cheveux secs et des cheveux gras.

De l'état de santé générale dépendent ordinairement la vigueur et la belle venue des cheveux. Un sujet bien portant, sous tous les rapports, présente une chevelure lisse, douce et chatoyante; sa santé vient-elle à s'altérer, les cheveux participent plus ou moins à son état de souffrances; on les voit perdre leur brillant, se ternir, devenir secs, et quelquefois tomber, jusqu'à ce que la nature ou l'art ait rétabli l'équilibre dans l'économie. Il arrive aussi que les cheveux éprouvent divers accidents sans que la santé générale soit troublée; alors la maladie est locale; ce sont les bulbes pileux ou le tissu dans lequel ils se nourrissent, qui sont affectés. Enfin, les cheveux sont sujets à une maladie toute spéciale ; c'est la *plique*. Le plan resserré de cet opuscule ne nous permettant pas de traiter les cas pathologiques graves du système pileux, entièrement du ressort de la médecine, nous ne parlerons que des affections dont les cheveux et la barbe sont le plus ordinairement attaqués ; nous aurons soin d'indiquer les moyens que l'art emploie pour les combattre et en triompher.

SÉCHERESSE DES CHEVEUX (*Xérotrikie*).

Cette affection, qui précède bien souvent la chute des cheveux, est due soit à l'amaigrissement de la peau crânienne, qui ne fournit qu'insuffisamment aux cheveux les sucs nourriciers nécessaires, soit à une maladie du bulbe qui cesse de pomper ces sucs et de les transmettre à la tige ; alors, de même que la plante frappée dans sa racine, le cheveu languit, se dessèche et tombe

Lotions et onctions contre la sécheresse des cheveux.

Les personnes qui, bien portantes d'ailleurs, ont les cheveux secs, doivent les laver de temps en temps avec une décoction de plantes mucilagineuses, et après les avoir bien séchés, les onctionner avec des huiles fraîches d'amandes ou d'olives, ou avec des pommades onctueuses récemment faites avec l'axonge de porc, bien lavée à l'eau de roses.

Dans la sécheresse des cheveux par maladie locale, les onctions ne doivent pas se borner aux cheveux seulement, il est nécessaire que le cuir chevelu y participe. Les onctions seront toujours précédées de lotions mucilagineuses et devront se répéter tous les deux jours ; on emploiera les jours intermédiaires à brosser, en tous sens, le cuir chevelu et à y exciter une douce transpiration, au moyen d'une coiffe de taffetas gommé avec laquelle on passera la nuit. Quelques semaines de ce petit traitement suffiront pour modifier l'état de sécheresse des cheveux, pour ramener les bulbes à leurs fonctions et rendre à la chevelure son brillant, sa souplesse.

CHEVEUX GRAS (*Adipotrikie*).

Les têtes grasses, dont la peau fournit abondamment des *squammules* ou petites écailles épidermiques blanchâtres, ne doivent se servir que très rarement d'huile ou de pommades. Un des moyens les plus faciles pour dégraisser les cheveux, est de les laver avec une eau savonnule dans laquelle on a fait dissoudre quelques pincées de sel de cuisine. On peut encore se servir de la préparation suivante :

Jaune d'œuf	2
Potasse à l'alcool	15 grains.
Eau	4 onces

Faites dissoudre la potasse dans l'eau, puis, jettez-y les jaunes d'œuf que vous battrez jusqu'à parfait mélange.

Les têtes très grasses et qui sont couvertes de squammules, trouvent un moyen plus énergique dans le savon ci-après :

SAVON LIQUIDE POUR DÉGRAISSER LES CHEVEUX.

Savon ordinaire	20 parties.
Potasse à l'alcool	1 partie.

Délayez ces deux substances dans :

Alcool	quantité suffisante.

Ajoutez au mélange :

Essence d'amandes amères	6 gouttes ;

et conservez dans un flacon pour l'usage.

On verse de ce savon liquide dans le creux de la main, puis, l'on s'en frotte les cheveux en tous sens, et l'on termine par un lavage à l'eau tiède.

L'eau suivante dégraisse également bien les cheveux :

Eau pure	1 livre.
Acide hydrochlorique	1 once

Agitez la bouteille de manière à opérer le parfait mélange des deux liquides.

EAU POUR DÉGRAISSER LES CHEVEUX.

Eau de rivière	1 livre.
Carbonate de potasse.	1 once.

EAU AMMONIACALE POUR LE MÊME USAGE.

Eau de rivière	8 onces.
Ammoniaque liquide	1 gros.

On se lave la tête avec une de ces eaux, puis, avec une éponge, on frotte les cheveux en tous sens, de manière que la partie alcaline se combinant à la matière grasse des cheveux, produise une mousse savonneuse. On se lave ensuite à l'eau tiède, et l'on termine en séchant les cheveux au moyen de serviettes chaudes.

CHAPITRE V.

Décoloration des cheveux.

CANITIE du mot latin, *Canities*, *Blancheur*.

Nous venons de voir que la couleur naturelle des cheveux dépendait des conditions chimiques de leurs sucs huileux; lorsque ces sucs perdent leur couleur ou cessent de pénétrer dans la tige, la *canitie* ou décoloration en est le résultat.

A cette époque de la vie qu'on nomme la vieillesse, les cheveux blanchissent naturellement. Les personnes qui marchent vers la cinquantaine commencent à grisonner; selon la force, la santé et la conduite antérieure de l'individu, le grisonnement arrive quelquefois un peu plus tôt, d'autrefois un peu plus tard. Chaque cheveu blanchit du sommet à la base, et dès lors, sa croissance diminue sensiblement. La décoloration se manifeste aux tempes d'abord, et de là gagne peu à peu le reste de la tête.

Vers l'âge de soixante ans, les cheveux prennent une teinte argentée ; c'est l'annonce de la disparition complète des molécules ferrugineuses de la moelle du cheveu. A cette canitie provenant de l'âge, il serait absurde de vouloir trouver un remède. Une chevelure et une barbe blanches ont des beautés graves qui l'emportent de beaucoup sur une tête artificiellement noire. Les cheveux blancs annoncent l'expérience de la vie, la sagesse, et inspirent le respect.

Mais la canitie n'est pas toujours un signe de vieillesse; elle se manifeste assez fréquemment dans la vigueur de l'âge. C'est de cette canitie dont nous allons nous occuper, et contre laquelle nous indiquerons le remède le plus efficace.

La décoloration des cheveux, chez les sujets vigoureux encore, reconnaît différentes causes. Ces causes sont physiques ou morales, générales ou locales. La canitie peut arriver graduellement, ou survenir tout-à-coup selon l'intensité de la cause agissante. Quelques exemples suffiront pour en donner la preuve :

Blumenbach fait mention d'une jeune fille dont les cheveux devinrent complétement blancs à la suite d'une variole. — Arata a vu le même phénomène s'opérer chez un sujet de dix-huit ans qui relevait d'une fièvre ataxique.—Bartholin cite également une jeune fille dont la chevelure, d'un noir d'ébène, blanchit pendant l'époque difficile de sa puberté, et qui ne reprit sa couleur naturelle qu'après son premier accouchement. Un grand nombre d'observations semblables sont consignées dans les ouvrages de médecine.

Nous dirons quelques mots sur un autre genre de décoloration, par cause interne, dans lequel les cheveux perdent leur couleur primitive pour en revêtir une autre qui leur est étrangère. — Alibert parle dans son grand ouvrage des dermatoses, d'une dame qui, à la suite d'une fièvre putride, vit tomber complétement sa belle chevelure blonde, laquelle fut remplacée quelques mois après, par des cheveux très noirs. — Un médecin italien, pendant une maladie grave, perdit ses cheveux noirs et les vit repousser parfaitement roux, à la fin de sa convalescence. — Le journal des sciences médicales a publié l'observation d'une jeune dame dont les cheveux blonds devenaient rouges, chaque fois qu'elle éprouvait un accès fébrile, et qui reprenaient leur couleur naturelle dix heures après que l'accès était passé.

Hagedorne rapporte, dans son histoire médicale, deux cas intéressants de canitie partielle.

Le premier cas fut offert par un homme dont les cheveux, la barbe et les poils blanchirent subitement dans la moitié latérale du corps (côté droit); tandis que tout le système pileux de l'autre moitié (côté gauche) avait conservé sa couleur noire.

Le second cas fut observé chez un vieillard paraplégique, dont la moitié supérieure du corps, c'est-à-dire depuis le nombril jusqu'au sommet de la tête, présentait des poils très noirs, tandis que toute la partie inférieure du corps, c'est-à-dire, depuis le nombril jusqu'à l'extrémité des pieds, était garnie de poils d'un blanc verdâtre.

Nous avons nous-même été témoin d'un exemple de décoloration périodique des cheveux, fort singulier, et peut-être unique dans son genre. Le sujet était une jeune femme d'un tempérament bilieux et d'une grande susceptibilité nerveuse ; ses cheveux et ses sourcils offraient, pendant vingt-quatre jours du mois, une belle couleur noire ; aussitôt que son flux menstruel commençait à paraître, la couleur noire se dégradait peu à peu, jusqu'au trentième jour, qui était le sixième jour de l'écoulement périodique ; alors ses cheveux offraient une nuance rougeâtre. L'écoulement fini, la nuance rougeâtre se rembrunissait graduellement, et les cheveux repassaient par tous les tons intermédiaires du roux au noir foncé. Je sus, de cette jeune femme, que cet étonnant phénomène durait chez elle depuis trois années consécutives, sans avoir éprouvé aucune intermission.

Canitie par cause morale. — Les vives frayeurs, les terreurs subites, les emportements de la colère, le chagrin, le désespoir, toutes les passions tristes et violentes peuvent amener, dans un temps plus ou moins court, la décoloration générale ou partielle du système pileux ; quelquefois ce système est frappé en quelques heures.

Les cheveux et la barbe du chancelier Thomas blanchirent en six heures ; à minuit, heure à laquelle on vint lui apprendre sa condamnation à mort, ils étaient parfaitement noirs ; à six heures du matin, heure de l'exécution, ils étaient entièrement blancs.

Les cheveux et la barbe du comte Saint-Vallier, condamné à mort, blanchirent dans les vingt-quatre heures qui précédèrent son exécution.

Marie-Antoinette, prisonnière au Temple, est aussi un exemple de canitie par cause de frayeur et de chagrins.

Une jeune femme, sur le point d'être victime de la brutalité d'une soldatesque avinée, éprouva une si grande frayeur que ses cheveux noirs blanchirent en un jour.

Pendant les horreurs d'un naufrage, la chevelure d'un mousse de quinze ans blanchit entièrement.

Un jeune homme, poursuivi par des assassins, jusqu'à la porte de sa maison, échappa miraculeusement à leurs poignards. Le lendemain, quel fut son triste étonnement, de voir sa tête blanche comme celle d'un vieillard !

La femme Pérat, citée devant la Chambre des Pairs, pour déposer dans le procès Louvel, en éprouva une révolution si grande que, dans l'espace d'une nuit, ses cheveux blanchirent complètement.

Un médecin voyageur, qui a fait d'une manière approximative le relevé des personnes dans la force de l'âge et de tout sexe, dont la chevelure ou la barbe avait subitement blanchi, sous l'influence des émotions terribles qu'inspira l'époque de la terreur, en France, a porté leur nombre à trois mille ; et il ajoute que le nombre des sujets blanchis par la même cause, qu'il n'a point vus personnellement, mais dont il a entendu parler, peut s'élever à un chiffre équivalent.

On trouve encore une foule d'observations très remarquables de décoloration partielle du système pileux, par cause morale. Ici c'est un homme vigoureux dont la barbe est frappée de canitie, tandis que ses cheveux restent parfaitement intacts. Là c'est une brune piquante qui voit la moitié de sa tête blanchir inopinément, et l'autre moitié conserver sa belle couleur d'ébène. Plus loin, o cite de jeunes militaires qui, exposés à d'affreux périls, ont été frappés de canitie sur toute une moitié du corps, de telle sorte qu'ils offraient un côté de la tête noir et l'autre blanc ; une moustache blanche et l'autre noire; les poils de la poitrine et du reste du corps participaient aussi à cette singulière décoloration.

Il serait facile de multiplier ces faits, aussi nombreux que variés, dans les annales de médecine; mais nous pensons que ceux déjà cités suffisent pour démontrer l'influence des affections morales sur la sécrétion et la décoloration des sucs pileux.

Pour expliquer le phénomène de la canitie subite, on a prétendu que pendant certains accès de colère, de frayeur, d'émotion vive, l'huile des cheveux tournait à l'aigre, et que sa décoloration suivait de près l'acidité. On s'est appuyé sur une expérience qui a fait voir qu'un courant galvanique dirigé au milieu de matières animales, donnait lieu à la formation d'un acide ou d'un alcali, selon les circonstances, et que ces matières étaient aussitôt décolorées; mais presque tous

3

les physiologistes ont rejeté cette démonstration électro-chimique.

Ne pourrait-on pas donner une explication plus simple de ce phénomène, et dire que pendant la violente horripilation causée par la frayeur ou par les paroxysmes de certaines maladies, il s'établit, dans la tige des cheveux, un courant électrique, portant directement son action sur les molécules ferrugineuses ; le résultat de cette action serait la décoloration de l'huile pileuse, et par conséquent la blancheur des cheveux ; car il est bon de faire observer que, dans cette sorte de canitie, les fonctions sécrétoires des bulbes ne languissent nullement : les cheveux poussent avec autant de vigueur qu'auparavant, leur vitalité est la même ; seulement ils ont perdu leur couleur. Des faits assez nombreux prouvent que la décoloration, par cause morale, n'est pas sans retour, chez les jeunes sujets ; et, n'était l'espace qui nous manque, nous citerions une série d'exemples d'individus dont les cheveux blanchis par une émotion violente, sont redevenus noirs, au bout de plusieurs années, par les seuls efforts de la nature.

Canitie par cause physique locale. Les coups, les brûlures, les plaies, les ulcères du cuir chevelu et de la peau recouverte de poils, détruisent très souvent les follicules ou modifient la sécrétion du bulbe, au point de provoquer la chute des cheveux et de remplacer ceux-ci par une végétation extrêmement fine et décolorée. On voit assez souvent, au milieu d'une tête bien garnie de cheveux noirs, des mèches blanches survenues à la suite de plaies ou de fortes contusions. Les cheveux noirs surtout offrent cette particularité de poils blancs sur les cicatrices d'anciennes écorchures.

CHAPITRE VI.

Des divers procédés pour teindre la barbe et les cheveux.

En général, tous les secrets mis en usage pour ramener les cheveux décolorés à leur couleur primitive, ou bien pour leur donner une teinte qui ne leur est point naturelle, sont dangereux; d'abord parce qu'ils contiennent des substances plus ou moins corrosives, qui dessèchent, raccornissent, brûlent la tige du cheveu, attaquent la vitalité de son bulbe, et qu'ensuite ils peuvent, en altérant la peau du crâne, porter atteinte à la santé générale. Il vaut encore mieux avoir la tête garnie de cheveux roux ou gris que de montrer un crâne dépilé, ou de porter perruque. Pour faire apprécier justement au lecteur les dangers de ces procédés, il suffira de lui faire les révélations suivantes : l'*Eau d'Egypte* n'est autre chose qu'une dissolution de nitrate d'argent (pierre infernale), dans une eau aromatique. L'*Eau de Perse*, même composition. *Crême de Tombouktou*, préparation de nitrate de plomb et d'acide hydrosulfurique. Le *double extrait mélanocome*, une solution de noix de Galles, aiguisée d'acide sulfurique. — La *pommade éthiopienne*, un composé de chaux et d'arsenic. — Le *savon de la reine d'Ethiopie*, un amalgame d'huile grasse et d'oxyde de plomb. Enfin les carbonates de chaux, les nitrates, les chlorures, les acétates de bismuth, d'argent, de mercure et autres sels corrosifs, forment la base de toutes ces eaux, pommades et savons, *pour teindre les cheveux*, dont les annonces remplissent les journaux, et dont les affiches tapissent les rues. Les maux de tête, d'yeux, d'oreilles, la perte des dents, etc., peuvent résulter de leur emploi, et ce qui n'arrive que trop fréquemment, la chute du peu de cheveux qu'on aurait conservés sans le funeste usage du prétendu spécifique.

Dans les Annales d'hygiène et de médecine légale, on trouve plusieurs cas d'accidents causés par la teinture des cheveux et de la barbe. Un garçon épicier ayant les cheveux rouges s'adressa à un coiffeur de Paris, possesseur d'une eau infaillible, pour les lui teindre en noir. Quelques heures après l'application du spécifique, la métamorphose eut lieu complétement; mais le lendemain, le garçon épicier fut atteint d'un érysipèle au cuir chevelu et porta plainte contre le coiffeur. MM. Marc, médecin, et Chevalier, pharmacien, furent requis par l'autorité pour analyser l'eau en question, et trouvèrent les quantités suivantes :

Chaux.	30 grammes.
Oxyde de plomb,	2 gr. 40 centigr.
Silice	7 idem.

Eau, quantité indéterminée.

Un officier dont les cheveux étaient blond hasardé et la barbe d'un rouge ardent, se détermina à les faire teindre pour plaire à une jeune demoiselle dont il était épris. Il consulta à cet effet, un parfumeur qui lui vendit un flacon d'eau d'Égypte teignant les poils à la minute; mais deux heures après l'application de cette eau merveilleuse, l'officier sentit une vive cuisson au visage, et, s'étant approché d'une glace, il aperçut la peau que recouvraient ses favoris et ses moustaches noircie par la pierre infernale dissoute dans l'eau d'Égypte. Pendant la nuit, un érysipèle se déclara à la face; l'homme de l'art fut appelé pour le combattre, et l'officier jura de ne jamais plus avoir la folle envie de se teindre la barbe.

Alibert cite une jeune femme qui éprouva de violentes migraines et une inflammation très douloureuse du conduit auditif, pour avoir répandu sur ses cheveux la fameuse *eau d'ébène* que lui avait vendue un charlatan femelle. Mais là ne se borna point le funeste effet de la teinture; cette malheureuse victime de remèdes secrets vit tomber ses cheveux littéralement rôtis.

Ces exemples, que l'on doit regarder comme de véritables empoisonnements partiels, n'empêchent pas une foule de coquettes aux cheveux roux, et de prétentieux grisonnants d'avoir recours à la teinture pour dissimuler la couleur naturelle de leurs cheveux. Un célèbre professeur de la Faculté, témoin des nombreux accidents causés par les procédés secrets, a voulu sans doute les atténuer, en donnant dans un travail, sur la coloration du système pileux, la composition suivante, comme la plus innocente.

Sulfate de plomb	4 parties.
Chaux hydratée	5 id.
Eau	30 id.

Faites bouillir le tout pendant une heure et demie, et filtrez la liqueur.

Mais nous retrouvons encore dans cette formule la chaux et le plomb, qui ne sont rien moins qu'amis des cheveux, et malgré notre respect pour l'illustre professeur, nous persistons à dissuader nos lecteurs de faire usage de cette préparation.

Le Journal de Chimie médicale nous fournit les deux préparations suivantes, comme pouvant être employées sans inconvénients :

POUR TEINDRE LES CHEVEUX EN BLOND.

Concassez des noix de Galles ; mettez-les dans une cornue et distillez à sec, à une douce chaleur. Le produit sublimé de cette distillation doit être dissous dans de l'eau distillée ; la solution sera ensuite mélangée avec le produit liquide acide de la même distillation ; séparez avec soin l'huile pyrogénée qui se trouve dans ce mélange, puis traitez par le charbon pour enlever la mauvaise odeur; enfin concentrez la liqueur par l'évaporation, et étendez-le dans l'alcool.

On se sert d'une éponge ou d'une brosse pour étendre sur les cheveux ce liquide, qui leur donne une belle couleur blonde.

BELLE COLORATION EN NOIR.

Préparez, d'une part, une solution très-faible d'acétate d'argent dans l'eau distillée; préparez, d'une autre part, une solution concentrée de sulfure de potassium, également dans l'eau distillée, et servez-vous de ces deux liqueurs de la manière suivante :

Le soir, avant de vous coucher, trempez un peigne ou une petite brosse dans la première liqueur, peignez ou brossez bien vos cheveux, et couvrez-vous immédiatement la tête d'une coiffe de toile cirée ou gommée.

Le lendemain matin, trempez un autre peigne ou une autre brosse dans la deuxième liqueur, et peignez vos cheveux comme la première fois. Cette deuxième opération est pour produire le sulfure d'argent. Enfin, pour terminer, retrempez votre premier peigne dans la liqueur argentique, et peignez de nouveau vos cheveux. L'opération étant terminée, essuyez bien les cheveux, et oignez-les avec de l'huile antique ou de la pommade fraîche, pour leur donner la souplesse et le brillant.

Encore un sel d'argent et de potasse dans cette composition, qui est bien loin d'être exempte d'inconvénients, comme l'affirme son auteur.

PROCÉDÉ INDIQUÉ PAR BERZÉLIUS.

Nitrate d'argent	1 partie.
Chaux éteinte	2 parties.

Broyez le nitrate dans la chaux; ajoutez un peu d'huile ou de pommade, et rebroyez de nouveau jusqu'à parfait mélange.

Si cette préparation n'a pas l'inconvénient de noircir la peau avec laquelle elle se trouve en contact, ainsi que cela a lieu avec la plupart des préparations en usage dans le commerce, elle a celui de dessécher les cheveux, et de les rendre cassants.

PROCÉDÉ ANGLAIS.

Minium pulvérisé	1 partie.
Hydrate de chaux	4 parties.

Mélangez ces deux substances, et arrosez-les avec une solution faible de potasse, de manière à donner la consistance d'une bouillie claire.

Les cheveux sont d'abord frottés avec cette bouillie, puis recouverts avec une feuille de papier mouillée; cela fait, on enveloppe bien la tête avec un ou deux foulards, de manière à développer la température nécessaire à la combinaison. Après deux ou trois heures, on se lave avec de l'eau fortement vinaigrée, pour dissoudre la chaux et l'oxyde de plomb, qui restent attachés au corps du cheveu, et l'on termine par le nettoyage avec un jaune d'œuf.

Ce procédé serait, suivant son auteur, le moins nuisible de tous les procédés connus; ce qui ne veut pas dire qu'il soit exempt de tout inconvénient; car cette préparation est la même que celle qui endommagea si fortement le cuir chevelu du garçon épicier dont il a été question plus haut, sauf quelques modifications dans le dosage du sel de plomb.

Il est donc avéré par l'expérience, et je pourrais citer des milliers de victimes, que tous les procédés employés jusqu'à présent sont nuisibles, non-seulement au bulbe et à la tige du cheveu, qu'ils dessèchent et brûlent, mais qu'ils peuvent encore porter leur pernicieuse influence sur la santé générale, et occasionner de graves accidents.

Plus prudents que nous, les peuples orientaux ne se servent, pour teindre leur barbe ou leurs cheveux, que de substances végétales soit en infusion, soit en décoction dans l'eau ou le vin. Ils emploient les feuilles de viorne, de mûrier, de sumac, de figuier, de chanvre; les écorces de noyer, de grenadier, le brou de noix; les racines d'hyeuse et de caprier; les baies de myrte, de lierre et de sureau, les noix de Galles et de cyprès; les semences de nielle et de betteraves; les fleurs de pavots, etc., etc. Car il n'y a, en réalité, que les préparations végétales qui ne soient point nuisibles aux cheveux. Mais les teintures, au moyen de ces préparations, ne tiennent pas, ou se décolorent facilement.

Il restait donc à trouver un agent, tiré du règne végétal, qui pût noircir les cheveux aussi solidement que le font les procédés métalliques. Un chimiste, célèbre dans la science, qui depuis longtemps se livrait à l'étude du système pileux, a enfin découvert cet agent dont nous ne ferons point un secret : c'est tout simplement un produit distillé et sublimé de Galles. La teinture par ce procédé, loin d'attaquer la substance corticale du cheveu, de la rendre sèche et cassante, l'assouplit, au contraire, et lui donne ces reflets chatoyants, indices d'une chevelure saine et vigoureuse. On peut le dire sans crainte d'erreur, c'est le procédé par excellence. La manière d'opérer, aussi simple que facile, est indiquée sur l'enveloppe du flacon.

Mais il faut l'avouer, cette teinture, quoique infiniment supérieure aux autres par son innocuité, a encore le côté défectueux de toutes les teintures extérieures, c'est-à-dire qu'il est nécessaire de renouveler l'opération chaque semaine, ou au moins chaque quinzaine, parce que les cheveux croissent, et sans cette précaution, l'indiscrète blancheur de leur base décélerait l'artifice.

Nous ne saurions trop conseiller aux personnes qui ne voudraient pas se soumettre au traitement *mélanogène* dont il va être question, à cause de sa longueur, de ne plus employer désormais, pour se teindre la barbe ou les cheveux, que des préparations végétales. C'est le conseil que leur donneront tous les hommes de l'art.

CHAPITRE VII.

Mélanogénésie des cheveux blancs, ou régénération de la couleur noire.

Ainsi que nous venons d'en donner les preuves, tous les procédés employés jusqu'à ce jour pour teindre les cheveux et la barbe sont reconnus défectueux ou nuisibles. Un procédé efficace, exempt de tout danger était donc à découvrir, et ce procédé, véritable écueil contre lequel la chimie moderne avait échoué, ce procédé, simple comme tout ce qui est naturel, les Chinois le connaissaient depuis un temps immémorial. Ce que nous avançons là n'est point une amorce, encore moins un conte, c'est une belle et bonne vérité, une importante affaire pour les grisonnants et les roux. Nous allons dissiper tous les doutes à cet égard, en rapportant textuellement la communication faite, le 21 juin dernier, à l'Institut de France, par M. Stanislas Julien, sur le secret de la teinture du système pileux que possèdent les Chinois.

Voici comment s'est exprimé ce savant orientaliste :

«. . . . . Les Chinois ont su atteindre « et transformer, au moyen de médicaments et d'une « alimentation particulière, le liquide qui colore le « système pileux, et donner aux cheveux blancs et « roux une teinte noire qui se maintient pendant leur « accroissement continuel, jusqu'à la vieillesse, qui « vient les faire blanchir et tomber. M. Imbert, au« jourd'hui évêque en Chine, offre, au témoignage de « l'abbé Voisin, l'un des directeurs actuels des mis« sions étrangères, une preuve vivante de cette co« loration interne des cheveux. C'est par ce moyen « que les Chinois, en corrigeant ainsi les écarts de la « nature, peuvent se dire, depuis la plus haute anti« quité, *le peuple aux cheveux noirs.*»

(Séance du 21 juin 1847.)

Les orientalistes savent que dans un grand nombre d'ouvrages de morale, d'arts et de sciences, les Chinois se donnent toujours l'épithète de

Peuple aux cheveux noirs; et, en effet, tous les voyageurs qui ont fréquenté ces contrées s'accordent à dire qu'on voit fort peu d'hommes et de femmes à cheveux blancs ou à barbe grise, à l'exception des octogénaires. Or, pour empêcher de blanchir les cheveux au moyen de l'alimentation et des boissons, il était nécessaire que ces peuples fussent en possession d'un secret qui agît chimiquement sur l'huile contenue dans la gaîne du cheveu, puisque de la couleur de cette huile dépend celle du système pileux. Nous allons voir que c'est précisément en cela que consiste le procédé chinois.

Un naturaliste français qui se trouvait à Canton, lorsque M. l'évêque Imbert offrit la merveilleuse métamorphose d'une tête presque grisonnante en une tête de vingt ans, jaloux de découvrir le mystère, demanda à un lettré chinois d'où venait le privilége qu'avait sa nation de conserver la couleur noire des cheveux jusqu'à une vieillesse avancée. Le lettré lui répondit que c'était un secret caché dans le fond des temples, qui ne pouvait être divulgué à des profanes. Le naturaliste, connaissant l'avarice et la rapacité des Chinois, ne se rebuta point et s'adressa à un bonze ; celui-ci opposa d'abord une opiniâtre résistance ; mais le naturaliste fit ruisseler de l'or à ses yeux, et le secret s'échappa de la bouche du bonze.

Le procédé chinois dont nous possédons la formule se fait surtout remarquer par la simplicité de son application. Il n'est nullement question de teindre les cheveux à l'extérieur, comme on l'a fait jusqu'ici, il s'agit de noircir l'huile décolorée des cheveux au moyen de certaines substances mêlées aux aliments ou aux boissons ; et ces substances, loin d'être nuisibles au corps, lui sont, au contraire, des plus favorables : ce sont tout simplement des ferrugineux combinés à des astringents; voilà tout le secret. Il est étonnant que les physiologistes qui ont expérimenté et réussi à colorer en rouge les os d'animaux vivants, en leur faisant manger et digérer de la garance, n'aient pas eu l'idée de chercher à colorer en noir, par la même voie, les cheveux noirs et blancs; avec un peu de persévérance ils y seraient bien certainement parvenus.

Plusieurs savants du dix-huitième siècle avaient constaté que l'absorption métallique par la voie pulmonaire et cutanée altérait la couleur naturelle du système pileux, et lui substituait une teinte analogue à celle du métal absorbé.— Le professeur Paulini consigna dans ses ouvrages, comme en ayant été témoin oculaire, les faits suivants : Les cheveux de plusieurs ouvriers employés à la fabrication du minium (deutoxyde de plomb) avaient pris une teinte rougeâtre.— D'autres ouvriers, travaillant le vitriol bleu (sulfate de cuivre) offraient la barbe et les cheveux bleuâtres. — Dans un atelier où se préparait le vert-de-gris (acétate de cuivre), les cheveux de la plupart des ouvriers avaient revêtu une teinte verdâtre assez prononcée. Paulini fait observer que ces teintes diverses n'étaient pas dues à une incrustation métallique, mais bien à une absorption ; et il s'appuie sur le fait des cheveux teints qui, en poussant présentent une racine blanche, tandisque chez les ouvriers en question, la racine et la tige offraient toujours la même nuance.

Déja depuis dix ans le docteur Boucherie, par

ses belles expériences sur l'absorption des plantes, avait ouvert la route qui devait conduire le physiologiste à obtenir des résultats semblables sur l'économie humaine, puisqu'il existe dans celle-ci des parties soumises à la vie végétative, au nombre desquelles figurent en première ligne les cheveux et les poils. Et, cependant, ce n'a été qu'après la communication de M. Julien, qu'on a songé à faire au corps humain l'application du procédé Boucherie, dont voici l'explication sommaire :

Le docteur Boucherie creuse un trou autour d'un arbre quelconque, et le déracine avec précaution en le laissant sur place; puis il verse dans ce trou un liquide dans lequel sont dissous des sels métalliques; les racines et les conduits sévifères absorbent ce liquide et le disséminent dans l'arbre entier, de telle sorte que le bois acquiert une grande dureté et devient incorruptible. Les liquides colorés et parfumés sont absorbés avec la même facilité, et, après leur absorption, le bois offre la couleur ou exhale l'odeur du liquide qui a servi à l'arroser. Ainsi l'on transforme en bois très-durs les bois les plus tendres ;

on leur donne à volonté la couleur d'ébène, de rose, de palissandre, etc.

Le système pileux étant considéré comme appartenant à la vie végétative, les mêmes phénomènes qui se passent dans le parenchyme des arbres et des autres plantes doivent nécessairement avoir lieu dans les cheveux, la barbe et les poils. En effet, après qu'une suffisante quantité de sels ferrugineux a été introduite dans le corps, la circulation s'en empare, et le sang chargé de ces sels les dépose dans le follicule du cheveu, qui à son tour les verse dans l'huile de sa tige; bientôt cette huile, saturée de fer, noircit, et avec elle le cheveu tout entier.

Tel est le mécanisme de la coloration en noir des cheveux blancs et roux. Or, l'on peut dire que le procédé chinois est à la nature animale ce que le procédé Boucherie est à la nature végétale. La comparaison est strictement exacte.

Nous croyons avoir démontré d'une manière claire et précise l'action spécifique des sels ferrugineux sur l'huile pileuse; il ne nous reste plus qu'à indiquer comment il convient de les administrer pour rendre leur absorption plus facile et plus complète.

Les médecins ordonnent le fer sous toutes les formes, dans les aliments, les boissons, les pommades, les bains, etc. Nous pensons que l'eau ferrugineuse naturelle réunit toutes les conditions désirables, d'abord parce que l'absorption est plus prompte, et qu'ensuite le traitement est moins coûteux.

Il est une époque dans la vie, plus précoce pour les uns, plus tardive pour les autres, où les molécules ferrugineuses arrivent plus difficilement dans les follicules pileux, et où les bulbes n'ont plus assez de force pour absorber ces molécules et les transmettre à l'huile de la tige. Mais cet état de choses ne s'étend pas à tout le système pileux à la fois. Il arrive presque toujours qu'une partie des bulbes est frappée d'atonie, tandis que l'autre conserve sa force absorbante ; de là résulte le grisonnement. Alors si l'on ne se hâte d'y porter un prompt remède, la décoloration gagne de proche en proche, de jour en jour, et tout le système pileux blanchit rapidement.

Canitie totale. — Lorsque la décoloration a lieu

sur la plus grande portion ou la totalité des cheveux, chez les sujets qui ne sont pas encore parvenus à l'âge des vieillards, un seul moyen de recoloration existe, c'est celui dont se servent les Chinois, autrement dit traitement *mélanogénésique*, dont voici les règles :

Sans se déranger en rien de sa manière de vivre habituelle, on commence par se mettre à l'usage de l'eau ferrée, dont il faut boire deux à trois verres par jour, et si l'on peut, aux repas, tremper son vin d'eau ferrée, le résultat en sera plus prompt et plus complet. Nous ferons observer toutefois, que l'eau ferrée n'est pas la seule préparation de rigueur. On peut, selon le goût des personnes, lui substituer telle ou telle autre préparation ferrugineuse ; l'essentiel, c'est que le fer arrive dans la circulation, et pénètre les follicules pileux.

Après vingt-cinq jours de ce régime, lorsque le sang, plus riche en sels ferrugineux, en a déposé une quantité suffisante dans les follicules pileux, on se lave la tête avec de l'eau de savon, et mieux avec la solution de carbonate de potasse dont nous avons donné la formule. Immédiatement après ce lavage, on essuie, on sèche les cheveux, et l'on procède aux lotions avec l'eau mélanogène. Ces lotions se pratiquent ainsi : on trempe une compresse fine, pliée en plusieurs doubles dans l'eau mélanogène, et on l'exprime sur la tête, de manière que le cuir chevelu en soit bien imprégné. Ensuite, passant les doigts dans les cheveux, on opère des frictions sur la peau du crâne, et on exprime alternativement l'eau de la compresse. Après cinq ou six lotions de cette nature sans essuyer les cheveux, on se coiffe du serre-tête en taffetas gommé. Au bout d'une heure et demie à deux heures, on retire le serre tête, on essuie les cheveux s'ils sont mouillés, et prenant gros comme une amande de pommade mélanogène, on pratique des frictions sur toute la surface du cuir chevelu. La peau étant bien onctionnée de cette pommade, on remet le serre-tête qu'on garde toute la nuit.

L'application du serre-tête est indispensable pour développer le degré de chaleur et de moiteur qui doit assouplir la peau du crâne, et ouvrir les vaisseaux absorbants. Ainsi que certaines encres sympathiques, avec lesquelles on trace des caractères invisibles sur le papier, exigent le concours du calorique pour se montrer aux yeux, de même l'huile des cheveux, imprégnée du liquide mélanogène, a besoin, pour noircir, de l'influence de la chaleur.

On continue exactement chaque jour et pendant trois semaines les mêmes pratiques, sans interrompre pour cela l'usage de l'eau ferrée, à moins qu'une affection du cœur ou tout autre affection grave n'en exige la suspension. Vers le cinquante-sixième jour, quelquefois plus tôt, d'autrefois plus tard, les cheveux prennent une teinte foncée qui se rembrunit de jour en jour. De ce moment, le traitement mélanogénésique est terminé; les cheveux n'ont désormais besoin que de soins hygiéniques; on les onctionne de temps en temps avec la pommade trikophile, qui leur fait acquérir une couleur noire chatoyante.

Un mot sur l'action chimique de l'eau et de la pommade mélanogènes. Composées de substances essentiellement amies du derme et des cheveux, cette eau et cette pommade possèdent une propriété noircissante infaillible, dans le cas, bien entendu, où elles seront absorbées par la peau et les bulbes pileux. La comparaison suivante dissipera tous les doutes qui pourraient surgir à cet égard. On sait que l'encre à écrire est le produit de la combinaison de deux liquides, l'un contenant du sulfate de fer, et l'autre du tannin fourni par la noix de Galles ; ces deux liquides, pris séparément, sont presque incolores ; mais à peine sont-ils combinés, qu'ils se transforment en un liquide parfaitement noir. Eh bien ! le même phénomène offert dans la fabrication de l'encre se passe exactement dans l'intérieur des cheveux, avec cette seule différence que dans ceux-ci la transformation s'opère plus lentement. L'huile ou moelle du cheveu représente le sulfate de fer, l'eau et la pommade mélanogène remplissent l'office du tannin de la noix de Galles.

Pour commencer le traitement en question, il n'est pas absolument nécessaire de couper les cheveux près de leur racine ; il suffit de réduire leur longueur à cinq ou six pouces. Néanmoins il faut dire que plus ils sont courts, plus les lotions et frictions mélanogénésiques sont parfaites, plus l'absorption est facile. Ainsi, les personnes qui, sans trop d'inconvénients, pourront abattre leurs cheveux gris, obtiendront un résultat beaucoup plus prompt et plus complet. Il est des cas de canitie, causée par l'atrophie des bulbes, où la tonsure générale devient nécessaire pour réveiller la vitalité languissante et favoriser l'absorption.

CANITIE *partielle* ou *locale*. — Le traitement à opposer à la décoloration partielle ou grisonnement est le même que celui de la décoloration générale. Lorsque la décoloration n'affecte que quelques mèches, ou seulement quelques cheveux et poils disséminés çà et là dans la masse de la chevelure et de la barbe, il est facile d'y remédier, non en les arrachant comme on le fait communément, mais en les coupant, avec des ciseaux fins, le plus près de leur racine, et en frictionnant cette dernière avec la pommade mélanogène. Le bulbe, tonifié par ces frictions, retrouve sa vitalité première, et l'huile pileuse ne tarde pas à se recolorer.

Les personnes qui, à la suite de contusions, de plaies, de cicatrices, offrent dans les cheveux ou la barbe des pinceaux de poils blancs peuvent être assurées de les voir renoircir après quelques semaines de ce traitement. Du reste, il est aujourd'hui avéré que, lorsque, sur les écorchures des animaux domestiques à pelage noir, le poil repousse blanc, on lui rend sa couleur naturelle, en le rasant plusieurs fois et en l'onctionnant avec une pommade tonique. Le même phénomène se reproduit chez l'homme, et plus efficacement, au moyen de la pommade mélanogène.

On recommande surtout aux têtes et aux barbes grisonnantes de bien se garder d'arracher leurs cheveux et poils blancs; car l'avulsion violente d'un bulbe ébranle nécessairement ou déracine plus ou moins les bulbes circonvoisins, de telle sorte que pour un cheveu ou un poil blanc qu'on veut anéantir, il en renaît cinq ou six autres tout aussi blancs. Ainsi, malgré toute notre considération pour les aimables épileuses de la capitale, nous conseillons aux têtes sur lesquelles commencent à briller quelques cheveux argentés, de les couper à leur base, avec des ciseaux fins, et de ne jamais les livrer aux pinces de ces artistes ; car une seule séance dans le salon d'une épileuse fait pousser, au bout de quelques semaines. dix fois plus de cheveux blancs qu'on n'en avait avant d'y entrer. Et si, s'appuyant sur ce que nous avons dit plus haut, relativement aux poils du nez et des sourcis, qui repoussent après leur avulsion, nous répondrions qu'à cet âge de la vie où les cheveux grisonnent, la gaîne et le bulbe n'ayant plus la même vitalité, le cheveu ressemble alors à ces plantes mûres que le plus léger ébranlement dans leur racine, suffit pour faire jaunir et tomber.

Mais il faut tout dire, tout révéler au lecteur, et ne point le bercer d'un espoir chimérique : nous terminerons par les considérations suivantes : — Un médecin qui assurerait pouvoir guérir la même maladie, n'importe chez quel individu, avec le même médicament, donné à la même dose, serait taxé d'empirique, sinon de charlatan ; car la marche et le mode d'action de cette maladie ne sont point identiques chez tous les individus, par la raison qu'il y a une foule de nuances dans les âges, les constitutions, les tempéraments, etc....., et que de ces nuances résultent des différences très marquées dans le jeu de la machine humaine, c'est-à-dire dans ses fonctions physiologiques.

Dans le cas qui nous occupe, les choses se passent strictement de même. Le traitement mélanogène sera, pour tel individu, suivi d'un plein succès, tandis que, pour tel autre, il sera tout à fait stérile. Cette différence, dans le résultat, dépend de la faculté absorbante du cuir chevelu. Si les molécules mélanogènes ont été absorbées en suffisante quantité, les cheveux noircissent infailliblement ; au contraire, si l'absorption a été nulle ou presque nulle, les cheveux restent blancs. Ainsi donc, il s'agit de donner aux vaisseaux absorbants la force nécessaire pour bien exécuter leurs fonctions ; c'est sur eux que repose le succès du traitement mélanogène.

Enfin en admettant que le traitement en question soit impuissant à régénérer chez une classe d'individus la couleur des cheveux déjà blancs, ce traitement obtient un autre résultat des plus remarquables : c'est celui de fortifier tout le système pileux, de prévenir la décoloration des cheveux noirs, et de faire tomber les cheveux blancs qui, peu de temps après, sont ordinairement remplacés par de nouveaux cheveux colorés. Ce phénomène, tout à fait dans l'ordre des lois physiologiques, cessera de paraître extraordinaire, si l'on réfléchit à ce qui se passe dans le cuir chevelu.

En effet, le traitement ferrugineux a, comme nous venons de le dire, fortifié le système pileux; les sucs nutritifs arrivent plus abondants, plus colorés dans les follicules, et sont pompés par les racines, qui les transmettent à la tige, et celle-ci, de languissante qu'elle était, reprend une nouvelle vigueur. La racine des quelques cheveux blancs disséminés dans la masse de la chevelure, et qui, à cause de leur état d'atrophie, de faiblesse trop avancée, n'ont pu pomper les sucs nutritifs, se dessèchent peu à peu et tombent d'eux-mêmes. Cette chute arrive ordinairement lorsqu'on se peigne; on est tout étonné de ne trouver, entre les dents du peigne, que des cheveux blancs à racines desséchées. Or, il nous paraît incontestable que ce moyen de faire la guerre aux cheveux blancs est mille fois préférable aux pinces de l'épileuse. Nous engageons beaucoup les grisonnants qui se font épiler à y réfléchir.

Nous terminerons ce chapitre par une observation fort curieuse, qui prouvera que le procédé chinois, appliqué isolément et par hasard, dans plusieurs circonstances, avait complètement réussi.

Madame Ler***, âgée de cinquante ans, d'une constitution faible et chlorotique, ayant les cheveux blancs comme neige, faisait usage depuis six mois, de boissons ferrugineuses, ordonnées par son médecin. Un jour, subitement saisie d'un accès de migraine, pendant qu'elle faisait sa toilette, elle trempa son éponge dans une décoction de plantes astringentes, destinée à effacer les rides, et s'en humecta le front, espérant calmer ses douleurs. Le lendemain, quel fut son étonnement d'apercevoir les cheveux de la partie supérieure du front nuancés en brun, et contrastant avec la blancheur du reste de la chevelure!

Le médecin, consulté sur ce phénomène, après avoir exploré anatomiquement et physiologiquement les cheveux brunis de sa cliente, et n'osant attribuer à la migraine une coloration si étrange, suivit l'exemple de ses confrères, et rejeta le fait dans le domaine des CAS RARES; domaine immense, où sont entassés tous les faits dont l'intelligence humaine n'a pu découvrir la cause.

Madame L*** restée seule, livrée à ses réflexions, se rappela qu'elle avait mouillé les cheveux du front avec son eau de toilette, et, pour expérimenter si cette eau était réellement la cause du phénomène, elle y trempa de nouveau son éponge, et en mouilla ses cheveux des tempes ; le lendemain, ces derniers avaient la même couleur que ceux du front. De ce moment, ne doutant plus de la vertu de son eau, elle s'en lava la tête entière, et eut, au bout de dix jours, la satisfaction de voir sa chevelure entièrement brune.

Madame L*** qui, jusqu'à ce jour, avait vécu dans une modeste aisance, crut avoir trouvé le secret de s'enrichir ; alors, réalisant en espèces les rentes qui la faisaient vivre, elle tenta la fortune ; mais ignorant que son eau, si puissante par la combinaison du fer, n'avait, employée seule, aucune propriété sur le système pileux, la pauvre dame se vit donc frustrée dans ses plus chères espérances ; elle eut le sort de tant d'autres industriels : elle se ruina en annonces de journaux, en prospectus et en affiches.

Aujourd'hui, âgée de plus de soixante ans, Madame L*** conserve encore la couleur brune de ses cheveux, et lorsqu'elle raconte son aventure en présence des hommes de l'art, ceux-ci ne manquent pas de montrer un sourire d'incrédulité, et de mettre Madame L***, avec sa chevelure, dans le cadre des *cas rares*.

Mais, pour nous, il est désormais avéré que les exemples de têtes, de barbes blanches redevenues noires, cités dans les divers recueils de médecine et de physiologie, ont une cause tout à fait semblable à celle que nous venons d'indiquer, et nous croyons que tous les cas de ce genre, réputés *rares* autrefois, deviendront aujourd'hui très *communs*. Nous croyons encore que si notre procédé, après avoir été perfectionné, se répand en France et trouve une application générale dans toutes les classes de la société, nous ne désespérons pas de voir un jour les Français mériter, aussi bien que les Chinois, le titre de *Peuple aux cheveux noirs*.

CHAPITRE VIII.

De la chute des cheveux et des poils

La chute des cheveux et des poils reconnaît plusieurs causes, les unes internes et les autres externes : les premières se lient à certaines maladies organiques, généralement graves, qui réagissent sympathiquement sur l'enveloppe cutanée, et qui amènent une congestion ou un appauvrissement de la circulation folliculaire ; les secondes dépendent de plusieurs affections profondes de la peau, telles que les leucopathies, les syphilides, l'éléphantiase, différentes espèces de lèpre, de teigne, de dartres faveuses, porrigineuses, etc...; les tiraillements des cheveux, les coups, les plaies, les blessures, et généralement tout ce qui peut léser le follicule pileux, soit directement, soit indirectement. On voit, d'après les causes que nous venons d'énumérer, que le traitement de la chute des cheveux appartient aussi souvent à la médecine interne ou proprement dite, qu'à la médecine externe, ou topique. Dans la majorité des cas de chute de cheveux par cause locale, le remède existe dans les applications externes, et rentre naturellement dans le domaine de l'hygiène.

ALOPÉCIE. — CALVITIE.

L'affection du système pileux, caractérisée par la chute, a reçu les noms scientifiques d'*alopécie* et de *calvitie*. Sans nous occuper des discussions scolastiques auxquelles ces deux mots ont donné lieu, et nous adressant particulièrement aux gens du monde, nous adoptons une définition claire, basée sur le sens étymologique.

Alopécie signifie chute générale ou partielle des cheveux et des poils, par analogie avec une maladie du renard (en grec *Alopex*), pendant laquelle son poil tombe, en totalité ou en partie.

Calvitie (du latin *calvus*, chauve), désigne spécialement la chute des cheveux.

Ainsi, dans l'alopécie, la chute des poils du

corps entier ou d'une partie du corps, a lieu en même temps que celle des cheveux, tandis que dans la calvitie la chute n'atteint que les cheveux et ne s'étend pas aux poils. Selon les observations des médecins les plus illustres, les causes de l'alopécie sont : un état cacochyme, une maladie aiguë ou chronique se prolongeant indéfiniment et débilitant la constitution ; le scorbut, la syphilis, les abus vénériens, les passions tristes et les fatigues morales ; enfin toutes les affections qui attaquent l'énergie vitale, et à la suite desquelles la circulation languissante cesse de fournir l'aliment nécessaire au système pileux. Dans quelques cas particuliers, la calvitie peut bien être produite par une des causes générales que nous venons d'énumérer, mais elle est due le plus ordinairoment à des causes locales. Aussi, comme l'ont fait observer de judicieux praticiens, l'alopécie nécessite toujours un traitement général ; la calvitie, au contraire, n'exige, dans la plupart des cas, qu'un traitement local. Nous ne nous occuperons que de cette dernière.

La calvitie peut être partielle ou presque totale, c'est-à-dire n'affecter qu'une partie du cuir chevelu, ou s'étendre sur la presque totalité de la peau du crâne. Dans l'un et l'autre cas, la calvitie n'entraîne jamais la destruction du follicule pileux, sauf les cas de blessure ou d'ulcérations profondes du cuir chevelu. La tige desséchée du cheveu tombe, en entraînant avec elle la pellicule épidermique dont sa base est entourée; mais le follicule reste intact dans l'épaisseur de la peau. La dissection de sujets complétement chauves, depuis longues années, a fait voir très distinctement, dans des lambeaux de cuir chevelu, tous les follicules pileux pressés les uns contre les autres, et nullement détruits; ils étaient seulement frappés d'atrophie. C'est lorsque l'atrophie n'est pas arrivée au point d'entraîner la mort du follicule que la calvitie est curable. La calvitie causée par la vieillesse n'a point de remède : le germe étant la condition nécessaire de toute végétation, il serait absurde de croire qu'il peut pousser des cheveux sur un crâne qui n'en possède plus les éléments.

Calvitie partielle. — La calvitie partielle affecte ordinairement le sinciput, ou partie supérieure de la tête; on lui a donné le nom de ***Pelade.*** Les sujets qui font de trop fréquents voyages à Cythère, ou de trop copieuses libations à Bacchus, y sont particulièrement exposés.

Pour être plus concis, nous rapporterons à deux causes seulement la chute des cheveux : 1° l'irritation ou l'inflammation du cuir chevelu; 2° son état de sécheresse et de langueur.

Dans le premier cas, l'irritation du cuir chevelu, n'importe sous quelle forme elle se présente, dartre, gale, teigne, etc., se propage au bulbe, et quelquefois au follicule ; cette irritation produit l'étranglement de la base du cheveu, et, par suite, l'interception des sucs qui nourrissent la tige, d'où résulte sa chute. — Les remèdes naturels se trouvent dans les lotions émollientes et toutes les applications qui tendent à combattre l'irritation.

Dans le second cas, l'état atonique de la peau s'étend au bulbe pileux, qui perd peu à peu de sa vitalité et s'atrophie ; la fonction sécrétoire dont le bulbe est l'instrument languit de plus en plus, et lorsque les sucs nourriciers n'arrivent plus en suffisante quantité à la tige du cheveu, celle-ci se dessèche et tombe. — Les lotions, les onctions et toutes les applications toniques, stimulantes, propres à réveiller la vitalité languissante du cuir chevelu et des bulbes, obtiennent la guérison de cette espèce de calvitie. La pommade trikogène produit dans ce cas un merveilleux effet.

On sait que, pendant les maladies graves, les longues convalescences, les grossesses contrariées, les accouchements laborieux, l'époque d'une puberté difficile à s'établir, etc., etc., le cuir chevelu participe à l'état général de faiblesse. Alors les cheveux perdent leurs reflets, deviennent ternes, secs, cassants, douloureux, et restent par poignées entre les dents du démêloir. La nature pourrait, à la longue, réparer ce désastre de la chevelure ; mais l'art venant à son secours, la réparation est beaucoup plus prompte, plus complète. Cette calvitie, qui cause tant de chagrin aux jeunes femmes, et qui les force souvent à faire raser leurs cheveux, ne les aurait point frappées, si les soins hygiéniques qu'exige la chevelure, en pareilles circonstances, n'eussent pas été négligés. Or, pendant les maladies qui forcent à avoir la tête incessamment appuyée sur un oreiller, il faut, dès le principe, peigner soigneusement les cheveux, les isoler par mèches, et en former des nattes, qu'on enroulera autour de la tête. Sans cette précaution, les cheveux se tortillent, s'enmêlent d'une façon inextricable, à tel point que le démêloir ne peut y pénétrer sans faire éprouver de vives douleurs, et sans que des poignées de cheveux ne se détachent. Ces accidents n'ont point lieu lorsqu'on a pris les sages précautions que nous venons d'indiquer.

Beaucoup de femmes offrent une espèce de calvitie partielle dont la cause est tout à fait mécanique. Ainsi les jeunes personnes que la coquetterie porte à tirer violemment leurs cheveux pour les lisser, les nouer et faire le casque, finissent par les déraciner et les arracher : elles offrent alors des places complètement dégarnies, plus ou moins étendues, fort désagréables à l'œil, et qui deviennent une source intarissable de chagrins. La plupart se livrent aux mains des charlatans, mais bientôt découragées du peu de succès qu'elles en obtiennent, elles regardent leur calvitie comme incurable, et ne s'occupent plus que de la cacher sous les cheveux voisins.

Nous nous empresserons de dissiper leurs chagrins, en les assurant qu'il est facile de faire repousser les cheveux qui leur manquent, et cela sans beaucoup de temps ni de peine.

Nous commencerons par leur conseiller, comme moyen hygiénique et préservatif, de varier leur coiffure, de changer de temps à autre les *lignes* ou *raies* qui servent à diviser leurs cheveux, c'est-à-dire d'en tracer de nouvelles à côté des anciennes, à droite ou à gauche, selon les exigences de la coiffure. En usant de cette sage précaution, elles préviendront la hideuse dépilation qui ne reconnaît d'autre cause que le tiraillement ou le frottement du peigne et de la brosse longtemps exercé sur la base des mêmes cheveux qui bordent ces lignes ou raies.

Pour prémunir nos lecteurs contre des annonces aussi pompeuses que stériles, nous leur ferons savoir qu'une foule de cosmétiques, sous toutes les formes, ont été inventés pour s'opposer à la fâcheuse dépilation du cuir chevelu, et rarement le succès a couronné leur emploi. Les personnes atteintes d'une calvitie commençante, au lieu d'aller consulter un médecin instruit, acceptent avec empressement tous les remèdes secrets dont le charlatanisme vante les vertus. L'une se frotte la tête avec de l'eau-de-vie préparée, l'autre avec de l'huile dans laquelle on a incorporé de la cendre de vieux cuir; celle-ci emploie la décoction de capillaire, celle-là préfère la graisse d'ours à toute autre graisse, probablement parce que cet animal est très riche en fourrure. Enfin, l'espoir de réussir est une amorce à laquelle bien des gens se laissent prendre.

Voici, d'après les praticiens éclairés qui se sont spécialement occupés des cheveux et du cuir chevelu, les formules les plus efficaces contre ces affections.

Quand les cheveux tombent sans causes bien connues, la santé étant d'ailleurs dans un état satisfaisant, on en arrête souvent la chute avec la poudre suivante:

POUDRE CONTRE LA CHUTE DES CHEVEUX.

Semences de persil	2 onces.
Poudre de quinquina rouge	4 gros.
Benjoin	6 grains.

Pulvérisez ensemble ces substances dans un

mortier; poudrez-vous les cheveux soir et matin pendant quelques jours, en ayant soin que la poudre soit en contact avec le cuir chevelu.

L'action tonique de cette poudre resserre la peau du crâne, fortifie les bulbes, et arrête la chute des cheveux.

Plusieurs médecins assurent que le sel de cuisine bien sec, réduit en poudre fine, et répandu sur le cuir chevelu, produit le même effet.

Lorsque la chute des cheveux dépend d'un état atonique du cuir chevelu et du peu de vitalité des bulbes pileux, on a conseillé :

EAU CONTRE LA CHUTE DES CHEVEUX.

Ail concassé	3 gousses.
Alcool	16 onces.

Faites macérer pendant trente-six heures, puis ajoutez :

Décoction de bardane Décoction de sommités de chanvre	} de chaque 6 onc.

Le soir, on lotionne les cheveux avec cette eau, puis l'on se couvre la tête d'une coiffe ou d'un bonnet.

POMMADE CONTRE LA CHUTE DES CHEVEUX.

Axonge fraîche	2 onces.
Teinture de quinquina	1 gros.
Sulfate de fer.	1 gros.
Huile de cèdre	1 gros.

Faites une pommade selon l'art, avec laquelle vous onctionnerez le cuir chevelu. Après quelques jours de ces onctions, la chute des cheveux s'arrête comme par enchantement.

POMMADE ANTICALVITIENNE.

Moelle de bœuf	1 once.
Huile d'amandes douces	2 gros.
Sulfate de quinine	36 grains.
Essence de roses	4 gouttes.

Faites une pommade selon l'art.

On commence par laver le cuir chevelu avec une eau savonnule, et après l'avoir bien essuyé, on le frotte avec cette pommade, qui arrête promptement la chute des cheveux.

EAU DE GOUDRON.

Goudron pur	6 onces.
Eau	4 livres.

Mettez dans une cruche vernissée ; agitez et retournez plusieurs fois par jour, et, au bout d'une semaine, décantez et filtrez.

On trempe une éponge dans cette eau, et l'on fait des affusions sur la tête, jusqu'à ce que le cuir chevelu en soit bien baigné. Lorsque la chute des cheveux est locale, on se borne à mouiller la partie affectée. Les personnes sujettes au coryza (rhume de cerveau) devront faire tiédir l'eau avant de s'en servir.

L'eau de goudron est généralement recommandée contre toutes les maladies cutanées chroniques. Plusieurs médecins l'emploient particulièrement dans les affections de la peau du crâne avec chute des cheveux ; non seulement ils réussissent à nettoyer la peau, à arrêter la chute ; mais ils ont remarqué que la chevelure poussait plus épaisse et plus belle.

Une des causes les plus ordinaires de la chute des cheveux est l'irritation chronique du cuir chevelu, et l'état d'atonie subséquente ; cette irritation presque insensible se manifeste ordinairement par une desquammation farineuse, ou par un gonflement non douloureux, accompagné d'écailles ou d'exfoliations. Le follicule et le bulbe du cheveu ne sont point malades; mais sa tige, comprimée à sa sortie par la peau gonflée qui lui forme une espèce d'étui épidermique, a de la peine à croître, et, privée des sucs nécessaires à son développement, elle pousse faible, grêle, se dessèche et tombe, faute d'aliments.

C'est ordinairement de vingt à quarante ans que se développe cette calvitie. Les femmes douées d'une épaisse chevelure y sont plus sujettes que les autres; voici la marche qu'elle suit :

La peau du crâne devient farineuse ; les cheveux se couvrent de pellicules que font disparaître incomplètement les soins de propreté, et qui repullulent sans cesse. Chaque fois qu'on se peigne, les cheveux se brisent et tombent, d'abord en petite quantité et l'on n'y fait pas attention. La chute augmente ; au bout d'un certain temps, la tête n'offre plus qu'un amas de cheveux d'inégales longueurs et de finesse variable ; il devient bientôt impossible de se coiffer sans en perdre des poignées : les cheveux, considérablement éclaircis, laissent apercevoir çà et là des places plus ou moins larges complètement dégarnies. Alors la femme s'en alarme; mais au lieu d'aller consulter un homme de l'art, elle a recours aux remèdes placardés sur les murs ou encadrés aux annonces de journaux, et il arrive bien souvent qu'après en avoir fait usage, elle devient complètement chauve.

On ne saurait trop le répéter, toutes les calvities ne se ressemblent pas ; leur traitement doit être basé sur la connaissance de la cause, sur l'état ou la période de l'affection.

Dans le cas qui précède, lors de la période d'irritation, vouloir combattre la calvitie par des excitants, serait aggraver le mal, et rendre la chute plus abondante. Les remèdes rationnels sont les lotions émollientes d'eau de guimauve, d'eau de laitue, d'eau de son, auxquelles on substitue des lotions faiblement alcalines, lorsque l'irritation est sur son déclin, et que la peau n'est plus douloureuse au toucher. On peut alors se servir d'eau savonnule, et encore mieux de celle-ci :

Sous-borate de soude	1 gros.
Eau de rivière	8 onces.

Enfin, lorsque tout symptôme d'irritation a disparu, si la pousse des cheveux languissait, on se servirait avec avantage de la pommade trikophile.

Le cuir chevelu est encore sujet à une affection nommée *porrigo decalvans*, ou tache tonsurale, qui entraîne presque toujours la chute des cheveux du point qu'elle occupe. Cette affection, rangée, par les auteurs dermatographes, dans la famille des dartres furfuracées ou des teignes amyantacées, se manifeste sous l'aspect de taches plus ou moins larges, irrégulières, de couleur de lait, se couvrant de petites écailles qui tombent et se renouvellent sans cesse. Ces taches se bornent d'abord à de petites surfaces; mais abandonnées à elles-mêmes, on les a vues envahir une grande partie de la tête.

Le traitement consiste à lotionner les parties affectées, soit avec des eaux sulfureuses, alcalines, salées, aromatiques, ou avec la décoction de quinquina, l'eau de goudron, l'eau de suie, selon l'état et la plus ou moins longue durée du mal. Le docteur Casenave vante beaucoup la préparation suivante :

Teinture aromatique	2 gros.
Eau de rivière	2 onces.

Lotionner la tache trois ou quatre fois par jour.

Les observations microscopiques, faites, il y a quelques années, par le docteur Gruby, sur le *porrigo decalvans*, lui auraient fait découvrir la véritable cause de cette affection. Selon ce médecin, la tache tonsurante est spécialement due à la présence d'une plante cryptogame de la famille des champignons, dont les germes apportés sur le cuir chevelu, par une cause quelconque, se multiplient, croissent avec rapidité, et peuvent envahir toute l'étendue de la peau du crâne, si on ne se hâte d'en opérer la destruction. Les travaux de Julius Vogel, Lebert, Kutzing, Müller, Bennett, et de plusieurs autres médecins assignent la même cause à certaines espèces de teignes, à l'*impetigo*, à la *mentagre* et autres dermatoses. Cette plante parasite entoure la base du cheveu, et lui forme une gaîne végétale qui l'accompagne depuis sa sortie du cuir chevelu jusqu'à trois millimètres, et donne à la base du cheveu un aspect grisâtre. A mesure que les cheveux percent la peau du crâne, ils sont attaqués par le cryptogame qui les étrangle et les fait bientôt tomber. Cette affection est contagieuse, soit par le transport de la plante, soit par celui de ses spores, ainsi que le prouvent plusieurs observations, et entre autres celles des docteurs Gillette et Dalmas. Ces médecins ont vu dans un collége de la capitale un enfant atteint de porrigo decalvans qui, en moins de quinze jours, contagionna huit à dix de ses camarades avec lesquels il jouait d'habitude. Très probablement la tache tonsurante aurait porté ses ravages sur toutes les têtes du collége, si on n'eût pris le parti de séparer les porrigineux.

Le traitement le plus efficace pour détruire le cryptogame en question et guérir la calvitie qu'il cause, est celui-ci :

On commence par laver à plusieurs reprises et à bien imprégner la tache tonsurante, avec une forte solution alcaline ; lorsqu'elle est bien nettoyée des écailles qui la recouvrent, on trempe un plumasseau de charpie dans de l'eau créosotée, et à défaut de celle-ci, dans une décoction concentrée d'eau de suie, puis on l'applique sur la tache. Il faut avoir soin de mouiller le plumasseau avec l'eau de suie lorsqu'il se dessèche. Plusieurs médecins substituent à ces eaux les pommades créosotée et fuligineuse. On continue ainsi pendant quelques jours, jusqu'à ce que le cuir chevelu soit entièrement net; alors, pour hâter la pousse des cheveux, on pratique deux fois par jour, sur la tache, des onctions avec la pommade trikogène.

La peau du visage devient quelquefois le siége d'une affection appelée *morphée*. Elle se présente sous la forme de taches semblables à celles que fait une goutte d'eau sur une feuille de papier. La peau qui recouvre ces taches est tantôt blafarde ou rougeâtre, tantôt brune ou jaunâtre, lisse et dépourvue de poils.

Il n'est pas rare de rencontrer des hommes, jouissant d'une excellente santé, offrir une ou plusieurs de ces taches soit au menton ou sur la lèvre supérieure, soit sur la partie du visage où croissent les favoris, et dont la surface entièrement dépilée jure avec les parties barbues qui les entourent. Quoique les médecins ne regardent point cette affection comme contagieuse, il est prudent de ne pas se servir du rasoir de celui qui en est atteint; car plusieurs individus prétendent l'avoir gagnée de cette manière.

Un moyen très-simple pour faire disparaître ces taches, est de les onctionner avec la pommade trikophile. Les jours où l'on se fait la barbe, il faut avoir soin de ne pas couper les poils follets qui commencent à croître sur la tache; on ne doit les raser qu'après trois ou quatre barbes, c'est-à-dire lorsqu'ils ont acquis une longueur de quelques lignes. On continue de la sorte jusqu'au moment où les poils ont repris leur force et leur couleur naturelles, ce qui arrive ordinairement au bout de 25 à 30 jours.

Règle générale. — Lorsque la calvitie est causée par des dartres rongeantes ou des excoriations profondes du cuir chevelu, ou, ce qui est plus grave encore, par des teignes ou des ulcères de mauvaise nature, il faut se hâter de recourir à l'art qui doit y porter remède; car le pus séjournant au fond des ulcères et au-dessous des croûtes, attaque le follicule des cheveux et le détruit infailliblement. Cette affection, plus particulière aux enfants dont les soins hygiéniques de la tête ont été négligés, produit quelquefois une dépilation irremédiable. Pour prévenir ces fâcheux résultats, on doit laver la tête et panser les ulcérations selon les conditions particulières qu'elles présentent, c'est-à-dire avec des émollients s'il y a inflammation, ou des toniques si le fond est blafard. On s'est servi, avec le plus grand succès pour déterger et cicatriser ces ulcères, des préparations suivantes :

EAU CRÉOSOTÉE.

Eau de rivière	1 livre.
Créosote	1 once.

Agitez l'eau pendant plusieurs minutes pour opérer le mélange ; laissez ensuite reposer et tirez au clair.

On lave la tête ulcérée avec cette eau, et après un intervalle de quelques heures, on l'onctionne avec la pommade qui suit :

POMMADE CRÉOSOTÉE.

Axonge	2 onces.
Créosote	2 gros.

Faites une pommade selon l'art.

Comme on n'a pas toujours de la créosote sous

la main, on peut se servir également de la pommade fuligineuse dont les résultats sont à peu près les mêmes.

POMMADE FULIGINEUSE.

Suie de cheminée Axonge fraîche	de chaque 2 onces.

Faites bouillir au bain-marie pendant cinq à six heures, en ayant soin de remuer souvent avec une spatule. Retirez du feu, battez bien la pommade et appliquez.

Le professeur Ricord a donné la formule suivante comme très-efficace pour arrêter la chute des cheveux et guérir les éruptions squammeuses et croûteuses du cuir chevelu.

Moelle de bœuf purifiée	1 once.
Cérat soufré	1 once.
Turbith minéral	1 gros.
Essence de citron	quant. suff.

Il arrive souvent, chez les enfants, que les excoriations croûteuses du cuir chevelu deviennent le réfuge d'une foule de hideux insectes, qui s'opposent à la guérison du mal; le moyen le plus sûr de détruire ces insectes est celui-ci :

EAU ANTI-PÉDICULAIRE.

Eau mercurielle simple	1 once.
Eau de roses	4 onces.

Mêlez ces deux eaux en les agitant, et lavez le cuir chevelu. Trois à quatre lotions suffisent pour purger entièrement la tête de cette dégoûtante famille.

Calvitie presque totale.—Le dépouillement total de la tête n'a lieu que dans l'alopécie, affection qui s'étend à tout le système pileux ; mais la calvitie partielle, dont nous venons de parler, peut faire des progrès, et occasionner la chute de tous les cheveux, à l'exception des mèches de la nuque et des côtés de la tête qui, marchant sans interruption d'une tempe à l'autre, forment une demi-couronne. C'est ce que nous appelons calvitie presque totale. Il est à remarquer que, même chez les vieillards, cette demi-couronne de cheveux subsiste jusqu'à la mort, parce que, les tempes et la nuque étant moins sujets au frottement, les bulbes pileux ont eu moins à souffrir.

Dans l'espèce de calvitie qui nous occupe, le sommet de la tête entièrement dépouillé, sur une étendue plus ou moins large, offre l'aspect d'un genou. Les follicules et les bulbes comprimés dans l'épaisseur du derme se trouvent dans un état atonique ou de langueur, et, en supposant même que le bulbe stimulé cherchât à pousser au dehors la jeune tige d'un nouveau cheveu, la peau lisse et durcie du crâne se refuserait à le laisser sortir; de même que le sol recouvert d'une croûte épaisse et dure, retient prisonnière la plante herbacée qui cherche vainement à percer cette croûte. Les émollients d'abord, puis les excitants, les toniques, sont les remèdes naturels de cette espèce de calvitie; aussi, voyons-nous presque toutes les pommades régénératrices contenir des substances très-excitantes. Malheureusement la plupart de ceux qui les emploient ne sont pas aptes à discerner les cas où elles conviennent et les appliquent indistinctement à toutes les espèces de calvities, d'où il résulte que, presque toujours, l'effet de ces pommades est nul et parfois nuisible.

Sous l'influence de causes pathogéniques, la peau se couvre quelquefois de poils aux endroits où il n'en existait pas.

Quelques exemples prouveront que l'irritation de la peau se communiquant aux follicules et aux bulbes pileux, est une cause déterminante de l'apparition des poils et de leur accroissement.

Bichat cite un homme du peuple qui, à la suite d'un érysipèle, eut le visage couvert de poils.

Rayer a consigné dans son Traité des maladies de la peau, le cas d'une insolation qui ayant développé des taches brunâtres sur le corps d'un jeune homme, chaque tache fournit bientôt une végétation poilue.

Bricheteau a donné l'observation suivante : Une femme âgée de vingt-quatre ans vit, à la suite d'une fausse couche, tout son corps se couvrir d'éphélides. Ces taches ne tardèrent pas à donner naissance à des poils qui crûrent si rapidement, et en si grande quantité, qu'au bout d'un mois le corps était entièrement velu.

Les Archives générales de médecine font mention d'un garçon de vingt ans dont le sacrum se couvrit de poils, à la suite d'un vésicatoire appliqué sur cette partie. Ces poils acquirent, en quelques années, une longueur telle qu'on pouvait les comparer à une queue de cheval.

Le professeur Boyer a observé plusieurs fois que l'irritation produite par les vésicants donnait lieu à la sortie de poils très-longs et très-touffus.

Enfin toutes les taches de la peau dans lesquelles le pigment est sécrété en plus grande quantité, se couvrent, en général, de poils plus ou moins longs; cette circonstance les a fait nommer, par plusieurs auteurs, taches pileuses.

Ainsi donc, toutes les substances qui peuvent, sans danger, développer une légère irritation du cuir chevelu, doivent être considérées, dans l'espèce de calvitie qui nous occupe, comme régénératrices des cheveux ; il ne s'agit que d'en savoir faire l'application convenable, et d'en diriger l'action.

De nombreux traitements ont été proposés pour combattre la calvitie. On a employé les lotions excitantes de toute espèce, et surtout une grande variété de pommades dont les principales sont :

POMMADE ANTI-ALOPÉCIQUE DE DUPUYTREN.

Moelle de bœuf purifiée	6 onces.
Baume nerval	2 onces.
Huile d'amandes douces	1 once 1/2
Extrait alcoolique de cantharides	16 grains.
Alcool à 30°	1 gros.

POMMADE DU DOCTEUR SCHNEIDER.

Moelle de bœuf	2 onces.
Extrait de quinquina	2 gros.
Teinture de cantharides	1 gros.
Huile de cèdre	30 gouttes.
Huile de bergamotte	10 gouttes.
Suc de citron	1 gros.

Faites une pommade selon l'art.

POMMADE DE BOUCHARDAT.

Axonge	30 grammes.
Suc de citron	6 grammes.
Teinture de cantharides	2 grammes.

Faites une pommade selon l'art.

POMMADE DU DOCTEUR BOUCHERON.

Savon médicinal	31 grammes.
Cendres de vieux cuir	21 grammes.
Sel gemme	31 grammes.
Tartre rouge	31 grammes.
Poudre à poudrer	31 grammes,
Sulfate de fer	8 grammes.
Sel ammoniac	8 grammes.
Coloquinte	8 grammes.
Cachou	8 grammes.

Mêlez exactement toutes ces substances, porphyrisées d'avance, et faites une pommade sans grumeaux.

Manière de se servir de ces pommades. — On met, dans le creux de la main, gros comme une noisette de l'une de ces pommades, et l'on s'en frotte le cuir chevelu, jusqu'à ce que l'absorption ait eu lieu, c'est-à-dire pendant dix à quinze minutes. Dans les cas où la peau du crâne est lisse et durcie, il est nécessaire de l'exciter par des lotions d'eau salée, ou d'eau dans laquelle on a fait dissoudre une petite quantité de carbonate de potasse (2 gros pour 8 onces).

Mais l'expérience a prouvé que si ces pommades, entre les mains des hommes de l'art, ont quelquefois obtenu le succès désiré, elles ont bien souvent donné lieu à de graves accidents, à cause des cantharides qu'elles contiennent. Nous dirons, toutefois, que la dernière formule est exempte des dangers précédents, à cause de l'absence des cantharides. Le docteur Boucheron a autrefois publié, dans la *Gazette des Hôpitaux* plusieurs observations relatives à la régénération des cheveux par l'usage de sa pommade, et les succès qu'il obtint lui valurent des encouragemeuts de la part du professeur Lisfranc. Pour les détails, voir son traité pathologique du système pileux.

—

TRIKOGÉNIE

OU RÉGÉNÉRATION DES CHEVEUX.

Lorsque la calvitie arrive chez un sujet bien portant, et dont l'âge n'est pas trop avancé, lors même que sa tête serait, depuis longues années, dépouillée de sa toison protectrice, le traitement régénérateur des cheveux se compose, selon nous, de quatre points principaux :

1° Si la calvitie est presque totale, il faut raser ou couper le peu de cheveux qui reste ; dans le cas où la calvitie n'est que partielle, on doit au contraire respecter les cheveux qui existent.

2° Lavage de la peau du crâne dépilée avec de l'eau de savon, ou avec une solution légère de carbonate de potasse.

3° Lotions avec de l'eau stibiée (5 grammes de tartre stibié par once d'eau).

4° Onctions et frictions avec la pommade *tri-*

kogène ; après les frictions, recouvrir la tête d'une toile gommée.

POMMADE TRIKOGÈNE, OU RÉGÉNÉRANT LES CHEVEUX.

Voyez l'indication au commencement de l'ouvrage.

Cette pommade, que nous croyons supérieure à toutes les pommades régénératrices prônées jusqu'à ce jour, dans ce sens qu'elle ne contient aucune substance nuisible à l'économie, telles que cantharides, phosphore et autres substances incendiaires ; cette pommade, disons-nous, développe une légère irritation du cuir chevelu, active la circulation capillaire, excite les follicules pileux, réveille les bulbes languissants, et, par son action tonique, donne assez de force à la tige du cheveu pour percer la peau du crâne.

Voici la manière de s'en servir :

1er *jour*. — Imbiber une éponge d'eau chaude, dans laquelle on a jeté quelques grammes de carbonate de potasse ou d'ammoniaque, et la promener pendant quelques minutes sur la peau du crâne, ordinairement luisante et durcie, afin de l'exciter, de modifier son état de sécheresse, de l'assouplir, d'en ouvrir les pores et les préparer à l'absorption. Pendant ce lavage, il faut avoir soin de bien débarrasser la peau des écailles ou pellicules épidermiques dont elle peut être couverte.

La partie ayant été bien essuyée avec des linges chauds, la lotionner avec la solution suivante :

Eau	2 onces.
Tartre stibié	10 grains.

Tremper une compresse fine dans cette solution, en exprimer, à plusieurs reprises, la liqueur sur la partie chauve; puis on plie la compresse en plusieurs doubles, et on l'applique sur la partie; on se couvre ensuite la tête avec une coiffe en toile gommée, semblable à celles dont servent les baigneurs. La compresse doit rester appliquée jusqu'à ce qu'elle soit sèche. Ces manœuvres sont réitérées trois fois pendant le jour, le matin, à midi et le soir.

2ᵉ *jour*. — Lotionner de nouveau, comme ci-dessus, avec de l'eau stibiée, et se couvrir la tête avec la coiffe. Après trois quarts d'heure ou une heure environ, mettre dans le creux de la main quelques gouttes d'huile fraîche d'amandes douces, et opérer des frictions pour assouplir le cuir chevelu. Le soir, ou pendant le jour, si l'on n'a point à sortir, on commence les frictions avec la pommade *trikogène*.

Manière d'opérer. — On prend gros comme une noisette de cette pommade, un peu plus, un peu moins, selon l'étendue de la peau dépilée; on l'étend sur la partie chauve et avec la paume des mains, on frictionne pendant huit à dix minutes, dans le sens de la direction des bulbes. Immédiatement après, on recouvre la tête de la coiffe avec laquelle on se couche. Cette coiffe, nécessaire au traitement, produit sur la tête l'effet d'un bain local de vapeur, pendant lequel les vaisseaux absorbants entr'ouverts pompent la pommade, et en distribuent les molécules aux bulbes et aux follicules des cheveux.

3e *jour.* — Laver la partie avec de l'eau chaude pour la débarrasser de l'enduit gras dont elle est revêtue; après l'avoir soigneusement essuyée, pratiquer des lotions avec une infusion tiède de roses rouges; on verse dans cette infusion quelques gouttes de baume de Fioraventi, ou d'eau de Cologne, ou encore une cuillerée de bonne eau-de-vie vieille. On peut également se lotionner avec une décoction de feuilles d'hièble et de noyer. Les lotions terminées, et la peau essuyée, on procède aux frictions avec la pommade trikogène, absolument de la même manière que le premier jour. On choisit ordinairement, pour pratiquer les frictions avec la pommade, le moment de se coucher, parce qu'on peut garder, jusqu'au lendemain matin, la coiffe de toile gommée, enveloppée d'un foulard ; le cuir chevelu se trouvant toute la nuit dans une espèce de bain de vapeur, les follicules et les bulbes pileux en éprouvent une excitation tout à fait favorable au développement de la tige du cheveu. Enfin, on continue chaque jour exactement les mêmes manœuvres, jusqu'à ce qu'on aperçoive une légère végétation sur la peau du crâne, ce qui arrive ordinairement du vingtième au trentième jour. Si, pendant le traitement, le cuir chevelu devenait le siége d'une irritation douloureuse, il faudrait cesser aussitôt les lotions excitantes et les remplacer par des lotions d'eau de guimauve. Les premiers cheveux sont d'une finesse extrême ; lorsqu'ils ont atteint la longueur de quelques lignes, il est urgent de les raser avec un excellent rasoir, dont l'action se fasse à peine sentir, et de renouveler cette opération jusqu'à ce que la tige du cheveu ait acquis du corps et de la vigueur; huit, dix et quinze tonsures sont nécessaires pour obtenir un succès complet.

On peut se frictionner soi-même ; cependant nous ferons observer que les frictions faites par des mains étrangères sont beaucoup plus parfaites et plus efficaces.

Il faut persévérer dans ce traitement, dont la durée est ordinairement de quarante jours à deux mois, car celui qui l'abandonne avant la régénération complète des cheveux n'obtient qu'une végétation chétive et peu colorée, par la raison que les bulbes n'ont pas eu le temps d'acquérir le degré de vitalité nécessaire à la vigueur de la tige du cheveu.

Mais si, comme cela peut arriver, le traitement que nous venons de décrire ne réussissait point à tirer le follicule pileux du profond engourdissement, de l'atonie presque mortelle dans lesquels il est plongé, un dernier moyen existe : c'est l'emploi de l'électricité par *bain* ou par *impression de souffle*. Priestley, Bertholon, Nollet, Sauvages et plusieurs autres médecins vantent l'électricité comme moyen curatif de l'alopécie rebelle à tous les autres traitements, et citent des cas de guérison remarquables.

Enfin, lorsque tous les moyens que nous avons indiqués ont complétement échoué, c'est que les gaînes ou follicules des cheveux sont frappés de mort; il ne reste plus au chauve que de porter perruque, pour préserver son chef des intempéries.

Nous terminerons ce chapitre par le paragraphe suivant.

ÉPI. — Les cheveux sont sujets à un vice de direction auquel on a donné le nom d'*Epi*. La déviation a lieu dans l'épaisseur du cuir chevelu; le bulbe pileux, au lieu de suivre son trajet normal, se dévie obliquement, et va percer la peau du crâne loin de son point de départ. C'est ordinairement au front et sur les tempes que l'épi a son siége.

Le coiffeur remédie aux épis qui se montrent sur la tête des femmes, en imprimant aux cheveux une direction convenable, et les tenant ainsi fixés pendant un temps plus ou moins long. L'épi sur une tête d'homme, c'est-à-dire sur une tête à cheveux courts, n'a d'autre remède que l'arrachement ; mais cet arrachement ne doit s'opérer que sur une petite quantité de cheveux chaque jour. Lorsqu'au bout de dix à quinze jours l'épi est totalement enlevé, on frictionne la partie avec un peu de pommade trikogène, et, le plus souvent, il arrive que les nouveaux cheveux percent la peau du crâne dans une direction tout à fait normale.

L'épi de la barbe se traite de la même manière que celui des cheveux.

CHAPITRE IX.

Des sourcils, des cils et des poils des diverses régions du corps, sous le rapport de leur hygiène, de leur beauté, de leur pousse et de leur dépilation ou arrachement.

Nous ne ferons qu'effleurer ces questions, attendu qu'elles sont traitées avec tous les détails désirables dans l'*Hygiène de la beauté.*

Sourcils. — Les sourcils sont indispensables au visage, et comme ornement et comme expression. Leur direction vicieuse, leur trop grande largeur, leur rareté ou leur absence change complètement la physionomie. On corrige leur direction vicieuse et leur largeur désagréable, soit en se servant de la poudre épilatoire pour faire tomber les poils qui dépassent la ligne de l'arcade sourcilière, soit en les arrachant, au fur et à mesure qu'ils repoussent, avec une petite pince destinée à cet usage. Une embrocation huileuse sur la partie est nécessaire avant et après l'épilation, pour s'opposer ou abréger l'irritation cutanée qui en résulte.

On développe et l'on hâte la croissance des sourcils, soit par des onctions faites, chaque soir, avec la pommade trikogène, soit par la coupe, au moyen des ciseaux ou du rasoir. On recommande aux personnes qui se raseront les sourcils de ne pas oublier d'onctionner la partie rasée avec la pommade trikophile, ou de l'huile aromatique.

Un moyen fort simple, et pourtant suivi d'un succès remarquable, est l'application de la glace. Voici comment on opère : après avoir taillé le sourcil avec des ciseaux bien tranchants, ou rasé avec un bon rasoir, on promène, pendant quelques minutes, un morceau de glace sur la partie rasée; la réaction vitale qui s'opère fait affluer le sang à la partie; il y a augmentation notable de chaleur; les sucs nutritifs arrivent en plus grande abondance dans les follicules pileux, d'où ils sont pompés par les bulbes, et les poils du sourcil croissent en raison des sucs qu'ils reçoivent.

C'est lorsque la réaction s'est opérée, et que la peau du sourcil est chaude, qu'on doit l'onctionner avec la pommade trikogène. Les personnes qui répugnent à se faire raser entièrement les sourcils, peuvent n'en faire que la demi-coupe, c'est-à-dire les tailler avec des ciseaux, à une ou deux lignes de la racine. L'application de la glace a lieu de la même manière qu'il vient d'être dit, et doit être faite deux ou trois fois par jour. On continue cette petite opération pendant vingt-cinq à trente jours, plus ou moins, jusqu'à ce qu'on ait obtenu une pousse vigoureuse.

Teinture des sourcils. — Les femmes lymphatiques, dont les sourcils sont peu marqués et de couleur blonde, peuvent, sans aucun inconvénient, les teindre en beau noir avec la *mixture mélanogène.* Un journal de chimie a donné le procédé suivant de teinture, mais il est loin du résultat obtenu par la mixture : — Lavez d'abord les sourcils avec une décoction de noix Galles, puis trempez un petit pinceau de blaireau dans une dissolution de sulfate de fer, et promenez-le sur les sourcils, jusqu'à ce qu'ils soient parfaitement humectés.

Cils. — Les cils sont sujets à un vice de direction très fâcheux, nommé *trichiasis*, en terme de l'art, c'est-à-dire qu'au lieu de se diriger au dehors, ils se portent en dedans, et irritent sans cesse le globe de l'œil, avec lequel ils se trouvent en contact. Cette fausse direction peut entraîner de graves accidents et occasionner la perte de la vue. Divers procédés ont été proposés pour la guérison du trichiasis : le plus ancien de ces procédés consiste à maintenir les cils vicieux appliqués contre les bords des paupières, au moyen d'une bandelette agglutinative ; du taffetas gommé, par exemple.

Aujourd'hui, le procédé le plus en usage est l'arrachement des cils, avec une pince effilée, lorsque toutefois la déviation porte sur un petit nombre de cils; on réitère l'arrachement des cils au fur et à mesure qu'ils repoussent. Quelques chirurgiens habiles n'opèrent l'arrachement du cil qu'une seule fois, et détruisent le follicule par la cautérisation : pour cela, ils enfoncent une aiguille extrêmement fine dans l'ouverture béante du cil, aussitôt après son avulsion, et font chauffer, à la flamme d'une bougie, l'extrémité libre de cette aiguille. Le follicule, ainsi cautérisé, est pour jamais frappé de mort; le cil ne repousse plus.

Lorsque le trichiasis est général, c'est-à-dire qu'il porte sur tous les cils de la paupière, une opération chirurgicale est de toute nécessité.

Pour donner de la force aux cils et les faire croître, il faut oindre, le soir avant de se coucher, le bord des paupières avec la pommade trikophile, et tailler de quinze en quinze jours, avec de petits ciseaux, la fine extrémité de chaque cil. Après quelques mois de ces soins, ils auront acquis une belle longueur.

Deux habiles expérimentateurs ont essayé de régénérer les poils par *implantation*, et disent avoir réussi à regarnir de cils les paupières qui en étaient privées. Dieffembach, après avoir arraché les poils d'une partie du corps, les a aussitôt transplantés sur une autre partie fraîchement entamée par la piqûre d'une forte aiguille, et plusieurs de ces poils ont pris racine. Par le même procédé, le chirurgien Dzondi aurait obtenu le prodigieux résultat de garnir de cils une paupière artificielle, c'est-à-dire une paupière faite avec un lambeau de peau de la joue. Sans certifier la réalité de ces deux faits, nous croyons à leur possibilité par les raisons suivantes :

Tous les physiologistes s'accordent à regarder le système pileux comme une végétation animale offrant une grande analogie avec la végétation terrestre ; celle-ci croît, se développe en pompant les sucs de la terre ; les poils croissent également par l'absorption de sucs animaux, car la couche pigmentaire de la peau est au poil ce que le terreau est à la plante ; or, si l'on arrache un poil avec son bulbe intact, et qu'on le transplante immédiatement dans la couche pigmentaire, il n'y a rien d'impossible qu'il y prenne racine, et qu'un follicule s'organise autour du bulbe ainsi transplanté.

Les poils disgracieux, incommodes, qui croissent sur diverses régions du corps, tels que la racine du nez, les pommettes, le lobule et les éminences de l'oreille, la lèvre, le menton, etc., peuvent s'arracher sans inconvénient, pourvu toutefois qu'on n'opère point sur une trop grande quantité. Mais pour les poils implantés dans les muqueuses, comme au nez et autres parties, l'avulsion peut être fort dangereuse, et n'empêche pas, ainsi que nous l'avons dit, le poil de repousser.

Plusieurs personnes, à la suite d'arrachement des poils du nez, ont éprouvé de violentes inflammations de cet organe, des ulcérations profondes, le gonflement des cartilages, et quelquefois la carie, la gangrène ! D'autres, après d'atroces douleurs, ont vu leur nez s'hypertrophier et se transformer en une masse informe.

La pommade épilatoire fait tomber les poils du nez; mais aussi elle peut irriter la membrane pituitaire; le seul moyen exempt de tout danger, est de couper ces poils avec des ciseaux fins, chaque fois que la propreté l'exige.

CHAPITRE X.

De la Barbe.

La barbe fut toujours considérée chez les anciens peuples comme un signe de distinction, de force et de virilité. Les rois, les philosophes, les magistrats, les guerriers, tous les hommes libres enfin, portaient la barbe entière, les esclaves seuls et les hommes déchus étaient impitoyablement rasés. Les Crétois punissaient les incendiaires et les voleurs par la coupe de la barbe. Les Mèdes et les Parthes rasaient leurs prisonniers, et ne respectaient que la barbe de ceux qui pouvaient se rançonner.

Les Mages, les Patriarches, les Druides, les Sénateurs romains, se montraient fiers de leur ongue barbe, et lors de la prise de Rome par les Gaulois, le sénateur Flaminius préféra mourir que de laisser impunie l'insulte faite à sa barbe. La civilisation ancienne regardait la barbe comme honorable et sacrée. C'est qu'en effet une belle barbe imprime au visage de l'homme jeune un air viril et martial ; la barbe blanche du vieillard commande le respect et dispose à la vénération. Un menton privé de barbe, n'importe l'âge, change complétement la physionomie et nuit à son expression.

Une histoire complète des vicissitudes que la barbe a éprouvées parmi les nations du globe serait fort curieuse, mais beaucoup trop longue pour un traité comme celui-ci ; nous devons nous borner à en relever les traits les plus saillants.

Les peuples des temps héroïques ou primitifs conservaient toute leur barbe ; les guerriers seuls en retranchaient l'excès qui aurait pu les gêner dans leurs divers exercices.

A une époque de civilisation plus avancée, les Athéniens, ces grands fabricateurs de modes de l'antiquité, furent les premiers qui la coupèrent, tantôt partiellement, tantôt en entier, et les peuples voisins suivirent leur exemple à l'exception de la fière Sparte, qui considéra toujours l'homme barbu comme libre et l'homme rasé comme esclave.

Depuis Romulus jusqu'à César, les Romains portèrent la barbe entière; ils sacrifiaient la première barbe à Jupiter Capitolin, et ne touchaient plus à la seconde. Les quatorze premiers empereurs romains se firent raser; mais Hadrien, pour cacher quelques cicatrices difformes, laissa croître sa barbe, et aussitôt la mode s'en étendit sur tout l'empire. Constantin parut, la barbe fut proscrite. Sous Héraclius la barbe fut remise en honneur, et ses successeurs continuèrent de la porter.

Les Tartares se sont montrés un des peuples les plus entichés de leur barbe; ils firent de longues et sanglantes guerres aux Persans et aux Chinois parce que ces deux peuples, au lieu de porter, comme eux, la moustache retroussée, la laissaient pendre.

Depuis une longue suite de siècles les Orientaux n'ont pas varié sur la forme et la considération accordée à la barbe. Jurer par la barbe fut toujours pour eux un serment réputé inviolable; insulter une barbe est encore la plus grave injure qu'on puisse leur faire, et qui exige du sang pour réparation ; donner sa barbe à baiser est au contraire le signe d'une grande faveur ou d'une amitié intime. Charles XII faillit soulever contre lui les janissaires qu'il avait pris à sa solde, par la menace de leur faire couper la barbe ; et rien ne contribua plus à perdre Pierre III dans l'esprit de ses soldats, que l'intention supposée de les faire raser.

Les Occidentaux, au contraire, ont toujours montré une grande inconstance au sujet de la barbe, dont les modes et les coupes ont été aussi fréquentes que variées, surtout parmi le peuple français, ces Athéniens de la civilisation moderne.

Si nous remontons au berceau de la monarchie, nous voyons Pharamond et ses Francs porter la barbe entière. Sous Clodion, la barbe du menton subit une diminution au profit de la moustache, qui se porta fort longue. Childéric relégua la barbe dans la classe populaire; et voulut avoir une cour rasée. Clovis restitua à la barbe ses anciennes prérogatives. On rapporte que ce monarque envoya des ambassadeurs au roi Alaric pour le prier de venir lui toucher la barbe, c'est-à-dire d'être son allié. Loin de se rendre à la demande de Clovis, le roi des Visigoths maltraita la barbe des ambassadeurs, ce qui occasionna une déclaration de guerre. Les Français, indignés de cet acte de violence, jurèrent par leur barbe de venger l'affront et de punir l'insolent. En effet, les Visigoths furent taillés en pièces, et Alaric paya de sa vie l'insulte faite à des barbes respectables.

Au commencement du sixième siècle, la barbe du menton fut taillée en pointe, et les favoris continuèrent à encadrer le visage. Pendant tout ce siècle et le suivant, la barbe devint chez la nation française, l'objet de soins très-assidus; on cultivait, on nourrissait sa barbe, et l'on trouvait cet ornement *beau* et *très respectable*. La mode et le luxe essayèrent d'associer des tresses d'or et des perles à la barbe du menton; mais cela ne dura que peu de temps. La barbe, à cette époque, était chose si sacrée qu'il n'était pas permis de la couper à un homme libre sans son consentement. Ce mot, sans son consentement, indiquait une seule exception : c'était lorsqu'un laïc barbu embrassait l'état ecclésiastique, l'évêque non barbu àvait le droit de le faire raser. Cette circonstance nous fournit le sujet d'une digression fort curieuse sur les vicissitudes de la barbe dans le corps ecclésiastique, depuis le commencement de notre ère jusqu'au seizième siècle. Les premiers successeurs de saint Pierre portèrent la barbe longue, et ils n'en paraissaient que plus vénérables ; cela dura jusqu'au jour où deux pontifes, l'un barbu, l'autre rasé, engagèrent une lutte au sujet de prétentions que chacun d'eux voulait s'arroger. De violentes contestations eurent lieu ; il s'en suivit de haineuses disputes ; ils s'anathématisèrent réciproquement, et devinrent ennemis acharnés. Tant il est vrai que les passions humaines percent à travers le manteau de la religion. Le clergé grec tenait beaucoup à sa barbe, le clergé romain voulait la lui faire couper. Dans cette occurence, le patriarche de Constantinople intima l'ordre à tous ses prêtres de soigner, de laisser croître plus que jamais leur barbe ; le pape de Rome fit barbifier et tonsurer les siens.

Telle fut l'origine de la différence qui existe aujourd'hui dans la physionomie des deux clergés, grec et romain. Mais tous les prêtres d'Occident ne voulurent point se soumettre à cet ordre, et la barbification ne fut que partielle. Plusieurs pères de l'Eglise défendirent avec chaleur la majesté de la barbe, et le concile de Carthage déclara indignes ceux de ses adhérents qui oseraient la couper. Saint Clément d'Alexandrie, saint Cyprien, saint Chrysostome, saint Epiphane, saint Jérôme, saint Ambroise, et le savant Sidonius, évêque de Clermont, parlèrent en faveur de la barbe. Cette vénération pour la barbe dura jusqu'au pontificat de Léon IX, dit Brunon, qui lança plusieurs décrétales contre elle. Vint ensuite le pape Grégoire VII, ce terrible persécuteur des têtes couronnées, qui se déclara l'ennemi le plus acharné des mentons barbus, et leur fit une guerre à outrance. Alors sur tous les mentons tombèrent les foudres de l'Eglise ; elles atteignirent aussi les moustaches, et les récalcitrants furent réduits à les porter très-minces. Pierre Benoît, évêque de Saint-Malo, eut beaucoup de peine à vaincre l'obstination des ecclésiastiques de son diocèse ; il fut obligé, en 1370, par des statuts synodaux, de proscrire la moustache et la touffe du menton. Insensiblement le clergé français s'habitua à se raser entièrement le visage, et montra son menton à triple étage.

Plus tard, quelques papes guerriers jugèrent convenable de laisser croître leur barbe, et l'on cite, entre autres, Jules II, qui se montra fort glorieux de la sienne, et se déclara le protecteur de toutes les belles barbes. L'interdit fut levé; les gens d'église purent de nouveau se caresser les poils du menton. Les prélats de cour, les abbés coquets firent parade de leur longue barbe ou de leurs jolies moustaches.

Cependant un nouvel orage se préparait. Les anti-barbistes eurent la malignité d'insinuer qu'une bulle du pontife romain allait fulminer contre les barbes sacerdotales. Ils crièrent à l'impiété, à la profanation ; ils exhumèrent toutes les décrétales, les bulles, les canons, les anathèmes, les fulminations lancés contre la barbe. On en fit une affaire de religion ; les esprits s'échauffèrent de part et d'autre, et peu s'en fallut que les barbus obstinés ne fussent battus par les rasés furieux. Enfin, traquée jusque dans ses derniers retranchements, la barbe sacerdotale, qui avait soutenu un siége de 1500 ans, succomba vers la fin du XVIe siècle, à cette guerre à outrance. Mais terminons cette digression déjà trop longue ; car il faudrait des volumes pour relater tous les incidents et accidents, toutes les influences et circonstances qui firent du clergé romain, jadis barbu, un corps rasé et tonsuré. Assez donc sur ce sujet, et revenons à l'histoire de la barbe en France.

Sous les rois fainéants, la barbe diminua de volume et de longueur. A l'avènement de Charlemagne, la barbe du menton fut supprimée ; en revanche, les moustaches augmentèrent d'épaisseur et de longueur. Charles-le-Chauve, en imposant la mode des cheveux courts, voulut par compensation, donner aux moustaches de ses sujets la longueur qu'il faisait perdre à leurs cheveux. Aussi le règne de ce roi fut-il le règne des longues moustaches, dites à la *chinoise*. L'incommodité de ces moustaches ne tarda pas à se faire sentir ; et sous Louis II on en retrancha la portion tombante, et on leur donna la forme horizontale, relevée sur les coins de la bouche. Cette forme n'eut que peu de durée ; sous le règne de

Charles-le-Simple, la houppette du menton et les moustaches tombèrent sous le rasoir. Elles tentèrent de reparaître sous Louis-le-Gros ; mais Louis VII ordonna leur entière suppression.

Vers le milieu du XIVe siècle, quelques seigneurs parurent en barbe à la cour de Philippe-de Valois; ce monarque leur ayant fait accueil, la mode des moustaches relevées reprit de nouveau. A la mort du roi, cette mode ayant perdu son protecteur, le rasoir vint encore une fois se promener sur les visages français. La corporation des barbiers prit une certaine importance ; plusieurs d'entre eux devinrent les favoris des rois, et s'élevèrent même aux premières charges. Cet état de choses dura jusqu'en 1521 ; un accident arrivé à cette époque à François Ier remit la barbe en honneur. Les moustaches prirent des formes gracieuses ; elles furent coquettement relevées, cirées et parfumées. Henri IV donna aux barbes la forme carrée. Sous Louis XIII la moustache fut taillée en brosse, et le menton ne conserva qu'une petite touffe pointue. Louis XIV réduisit encore la touffe du menton, nommée royale, et fit porter la moustache horizontale, à pointes relevées. Le règne de Louis XV vit la barbe et la moustache disparaître. L'empire ne la souffrit qu'à ses sapeurs et à ses soldats d'élite. La révolution de 1830 ramena la barbe au menton et sur la lèvre de nos jeunes gens, qui, avec raison, se montrent fiers de ce mâle attribut de leur sexe.

Enfin, les Français, depuis si longtemps et tant de fois chevelus ou tondus, rasés ou barbus, selon le caprice des grands, peuvent aujourd'hui laisser pousser leur barbe et leurs cheveux, ou les faire tailler à leur guise, grâce à nos institutions constitutionnelles et républicaines.

Telle est l'histoire abrégée des vicissitudes de la barbe ; passons maintenant à son hygiène.

Selon les tempéraments, la barbe offre des différences dans sa nature et sa couleur ; elle est noire, sèche, dure chez le bilieux ; chez le sanguin sa teinte varie du noir au chatain ; elle est plus souple, mieux nourrie, plus luisante, et quelquefois tire sur le bleu ; ce sont les plus belles barbes. Les lymphatiques ont une barbe blonde, presque blanche ou rousse. Ces deux dernières n'étant rien moins qu'appréciées, beaucoup d'individus les rasent, ou ce qui est pire, les font teindre par des procédés ordinairement dangereux.

Considérée comme indice de la valeur de l'individu, on a prétendu qu'une barbe noire, épaisse, coïncidant avec un système pileux abondant, indiquait la force physique et la vigueur dans la propagation de l'espèce, tandis que les *gynandres* n'avaient presque point de barbe, et qu'elle manquait totalement aux eunuques. Pour le même motif, les femmes dont le système pileux est très-développé sont réputées très-passionnées; celles, au contraire, qui n'ont qu'une végétation clair-semée passent pour indifférentes. Mais cette règle offre de très nombreuses exceptions; car on rencontre une foule d'hommes et de femmes barbus qui sont fort au-dessous de leur réputation, tandis qu'on trouve beaucoup d'hommes à barbe rare capables de recommencer un des travaux d'Hercule.

La lèvre supérieure et le menton de certaines femmes, particulièrement de celles qui sont stériles, ou dont la constitution se rapproche de l'homme, se couvrent de poils assez forts et assez nombreux pour les obliger d'avoir recours au rasoir ou à l'avulsion, moyen très-douloureux. L'excès de continence provoque aussi quelquefois la pousse de la barbe chez les recluses de trente ans ; le même phénomène a lieu chez les femmes qui, arrivées à l'âge de retour, ont désormais perdu la faculté de devenir mères. Nous conseillons aux dames que cette végétation incommode ou afflige; de ne point se raser, car l'action répétée du rasoir finirait par leur faire pousser de véritables moustaches ; il est infiniment préférable de faire usage d'une préparation dépilatoire.

Les Indous, les Egyptiens, les Chinois, les Arabes, les Grecs et les Romains connaissaient divers procédés pour dessécher et frapper de mort le bulbe des poils. D'après plusieurs historiens, les femmes d'Asie, les dames grecques et romaines s'épilaient le corps tout entier, exactement comme le pratiquent aujourd'hui les femmes turques et barbaresques. La raison de cette coutume se trouve dans les mœurs et le climat : les Orientaux regardent comme une des conditions de la beauté féminine, un corps entièrement débarrassé de tous poils follets, une peau aussi lisse qu'une glace.

Voici les formules d'une eau et d'une poudre dépilatoires dont l'efficacité est reconnue par l'expérience :

Orpiment (sulf. jaune d'arsenic)	1|2 once.
Chaux vive	2 onces.

Faites bouillir dans une livre d'eau de lessive. Pour s'assurer si l'ébullition est assez avancée, on plonge une plume dans le liquide ; si les barbes tombent, on retire le vase du feu, l'eau a acquis sa vertu dépilatoire.

Cette eau possède une grande énergie, et ne convient qu'aux personnes douées d'une peau dure et peu impressionnable ; les peaux fines et délicates pourraient s'en trouver offensées. La préparation suivante, connue sous le nom de *Rusma* des Turcs, n'a point cet inconvénient ; l'addition de la poudre d'amidon tempère l'action de la chaux et de l'orpiment.

Sulfure jaune d'arsenic (orpiment)	1 once.
Chaux vive	1 livre.
Amidon blanc en poudre	10 onces.

On pulvérise ces substances, et, après en avoir opéré le parfait mélange, on conserve dans des pots, à l'abri de l'humidité.

Au moment de s'en servir, on détrempe cette poudre avec un peu d'eau; alors la chaux dégageant de la chaleur, réduit l'amidon en colle, et forme une pâte épilatoire très bonne. — Il est prudent d'oindre d'huile, ou de toute autre substance grasse la partie sur laquelle le *rusma* doit être appliqué, afin de prévenir la légère irritation qui quelquefois peut en résulter. Le *rusma* ne doit s'employer qu'à très petites doses et avec beaucoup de ménagement, car l'absorption des molécules, quoique très-minime, est toujours à craindre. A l'article *bain turc* (*Hygiène de la beauté*), nous avons donné de curieux détails sur la manière dont les femmes d'Orient se servent du rusma.

Les eaux, poudres et pâtes dépilatoires ne détruisent point le bulbe pileux; leur action se borne à faire tomber la partie du poil ou du cheveu sur lesquelles elles sont appliquées; il est nécessaire de renouveler leur application chaqu fois que le poil a repoussé. Cependant il paraîtrait qu'à la longue, l'action répétée d'un dépilatoire quelconque finit par attaquer la racine ou follicule du poil; alors il tombe pour ne plus repousser.

La tranquillité de l'âme et l'état de santé générale influent d'une manière très-sensible sur la pousse de la barbe, sur sa couleur, son lustre, sa douceur au toucher, enfin sur sa beauté. La mauvaise nourriture, les passions tristes, les maladies en retardent la croissance, la rendent sèche, rude, sale et facile à se briser ; quelquefois elle devient douloureuse.

Pousse de la barbe. La meilleure méthode pour faire croître la barbe, pour la rendre vigoureuse et bien fournie, est de l'onctionner le soir avec la pommade trikophile, et de la raser de deux jours en deux jours, en se servant d'un savon gras, peu chargé de soude. La barbe étant faite, on recommande aussi de lotionner la partie avec une eau aromatique, afin de fortifier les bulbes. L'application de la glace hâte merveilleusement la pousse des poils. Il s'agit tout simplement de promener, pendant quelques minutes, un morceau de glace sur la peau fraîchement rasée, et de laisser la réaction de chaleur s'opérer. Nous avons déjà donné, à l'article SOURCILS, la raison physiologique de ce moyen.

Coupe de la barbe. — La barbe ne se rase qu'après avoir été ramollie par un liquide onctueux, savonneux ou mucilagineux. Les vrais savons de Windsor, les savons au beurre de cacao, à la guimauve, etc., doivent être préférés aux autres savons, qui irritent la peau, et causent des rougeurs accompagnées de cuissons. Les individus qui ont la peau tendre et disposée à la rubéfaction, doivent, avant de se faire la barbe, onctionner la partie avec un peu d'huile fraîche ou de beurre de cacao; après l'onction, ils emploient le savon de guimauve, et, l'opération terminée, ils se lavent à l'eau tiède, aromatisée de quelques gouttes d'eau de Cologne ou de lavande. Ces précautions suffisent pour prévenir ou détruire ce qu'on nomme le feu du rasoir.

On ne doit jamais couper la barbe ni les cheveux pendant les maladies graves; cette coupe intempestive peut retarder la convalescence et même compromettre les jours du malade. Ceux qui portent depuis longtemps la barbe entière ne doivent pas non plus la couper toute le même jour; la partie habituée à être recouverte de sa toison s'en trouvant dépouillée tout à coup, peut réagir funestement sur les organes voisins. Séguier cite un capucin qui perdit la vue pour s'être fait couper la barbe, qu'il portait depuis vingt ans. Un moine devint sourd pour s'être débarrassé tout à coup de sa longue barbe. A la chute de l'Empire, lorsqu'une ordonnance fit couper les cheveux et les barbes de certains régiments, une multitude de soldats et d'officiers furent subitement atteints d'ophthalmies, de perte de l'odorat, de névralgies dentaires, de céphalalgies, etc.

Ces exemples très nombreux prouvent combien est dangereuse la coupe totale ou intempestive soit de la barbe, soit des cheveux, et engagent sérieusement à la prudence.

Les autres soins à donner à la barbe sont identiquement les mêmes que ceux pour la chevelure. Quant aux maladies qui peuvent l'affecter, telles que décoloration, sécheresse, chute, etc., les moyens de guérison que nous avons indiqués pour les cheveux lui sont applicables.

Là se borne ce que nous avions à dire sur les

cheveux et la barbe. Nous croirons avoir été utile, nous nous estimerons heureux, si la lecture de cet opuscule, mis à la portée des gens du monde, sait inspirer une invincible aversion pour tout ce qui sent le charlatanisme, et surtout si elle peut diminuer le nombre incalculable de dupes et de victimes des remèdes secrets en général.

FIN.

TABLE DES MATIÈRES.

—

FIN DE LA TABLE.

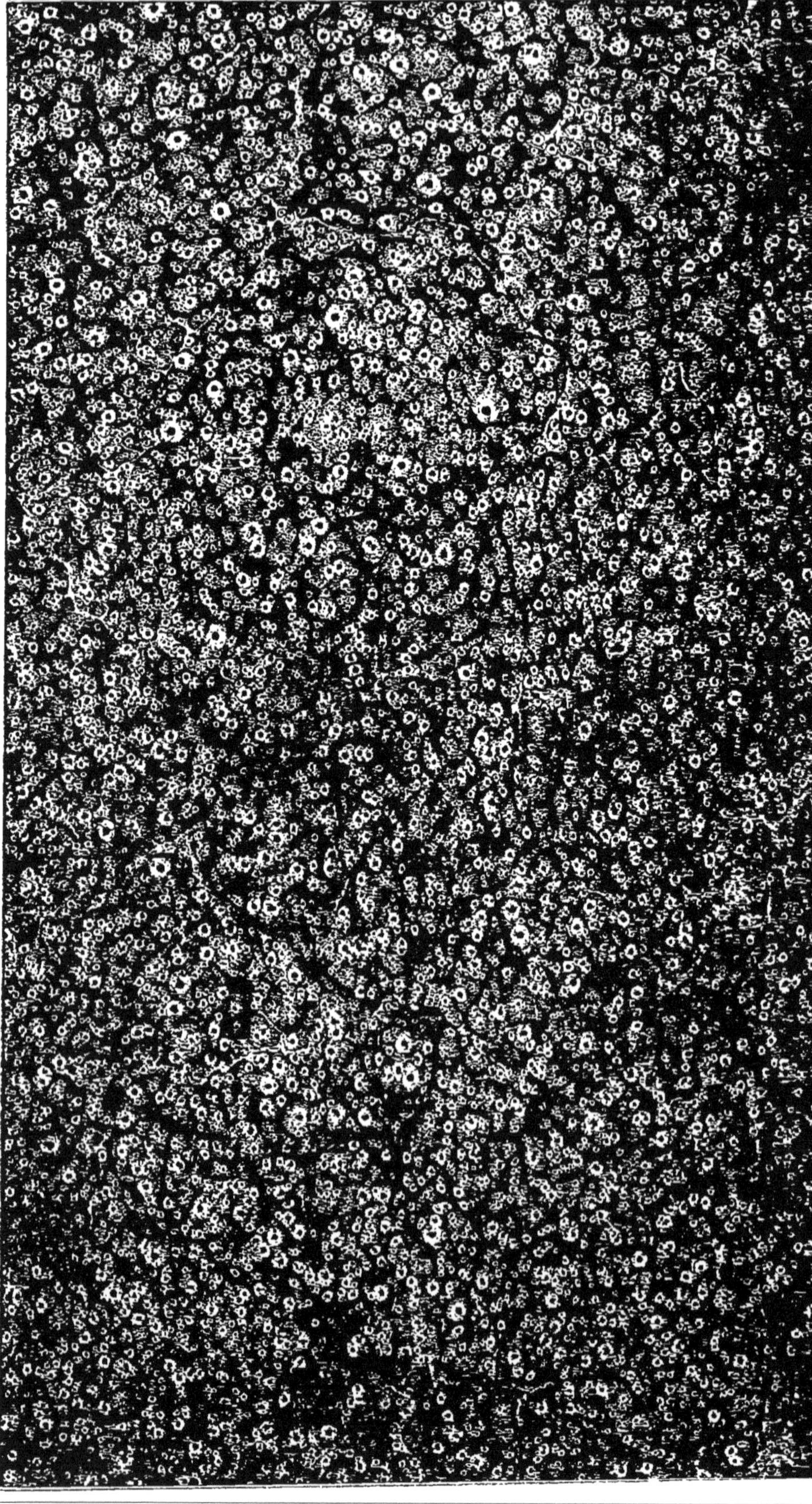

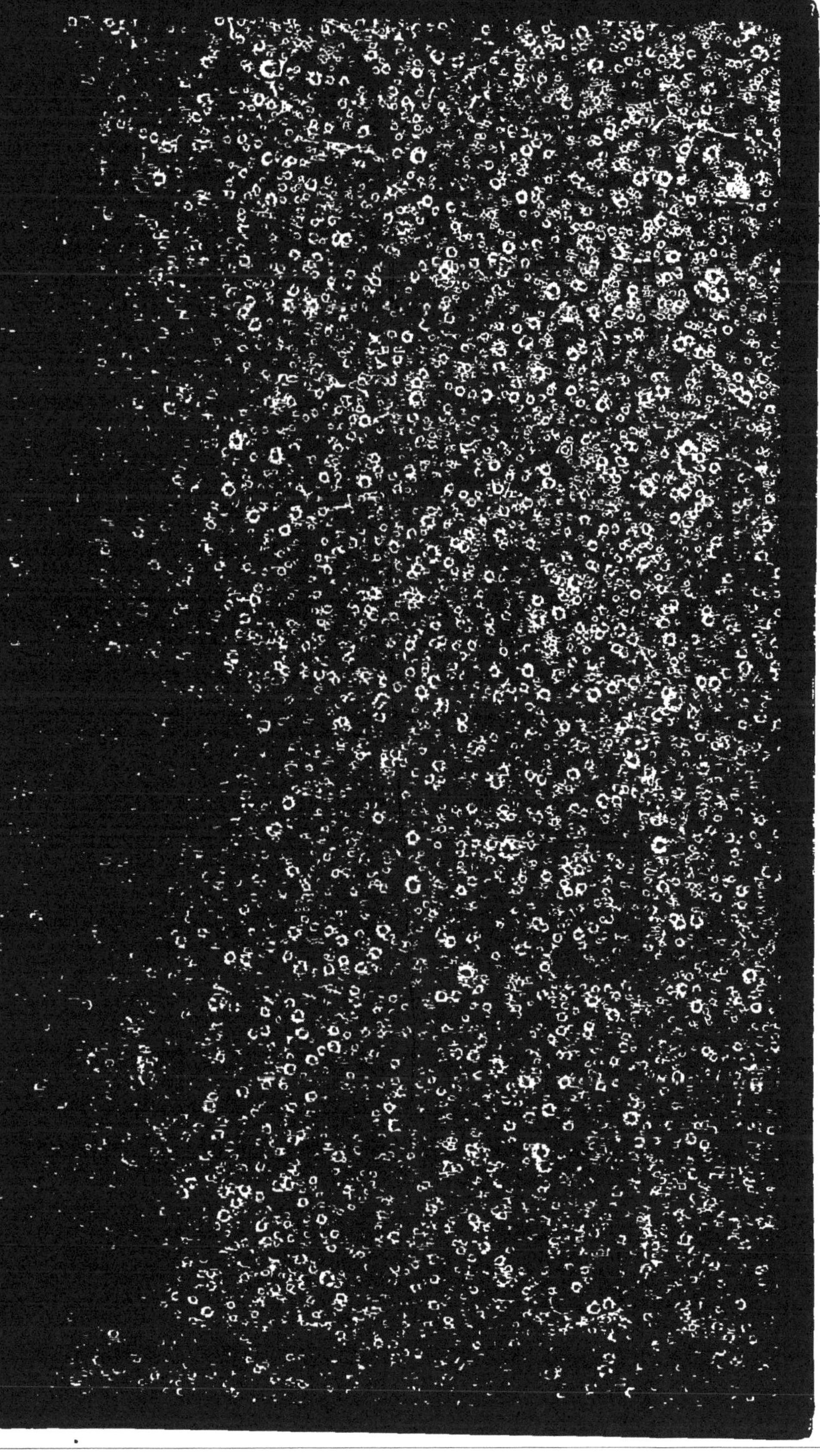

www.ingramcontent.com/pod-product-compliance
Ingram Content Group UK Ltd.
Pitfield, Milton Keynes, MK11 3LW, UK
UKHW021046230726
13926UKWH00004B/1686